Copyright © 2021 Broca Dan
Contact: mail@brocadan.com
www.brocadan.com
Published by: The BookUnderCover Publishing House
Contact: mail@bookundercover.com
www.bookundercover.com

Cover Design by Broca Dan
Designed and written by Broca Dan

About this paperback
Thank you for considering this Jumbo Word Search Book for Seniors.
This 200-word word search book if one of a series of Puzzle Books
Written and designed by Broca Dan and
Published by BookUnderCover Publishing.

A special Request
We would really appreciate a review on Amazon. It would help us to produce more books that are enjoyable, useful and informative.

More interesting puzzles and mind games will be available at the web sites mentioned above.

All rights reserved. No part of this book may be reproduced without written permission of the copyright owner, except for the use of limited quotations for the purpose of book reviews.

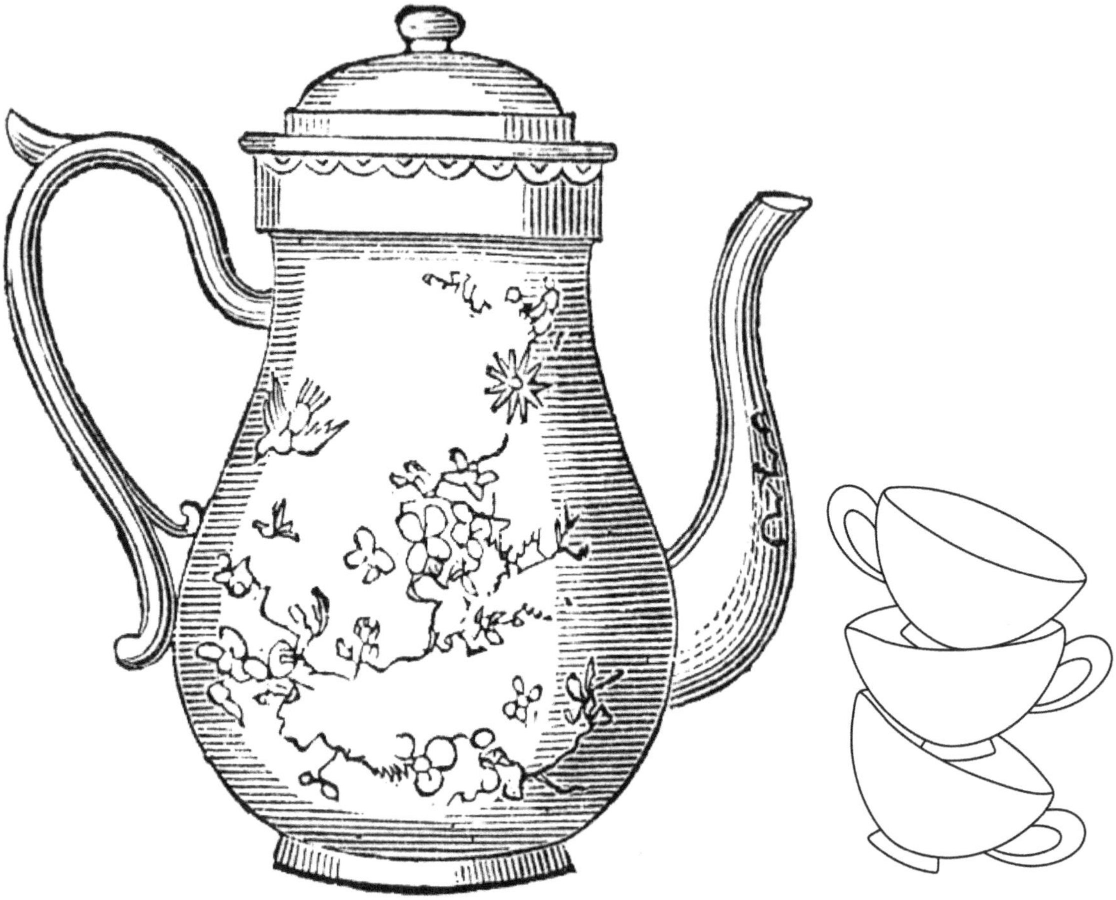

COFFEE MAY HELP

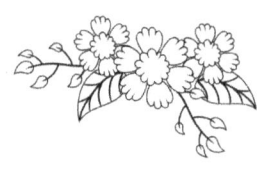

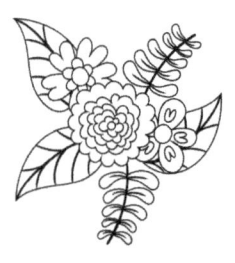
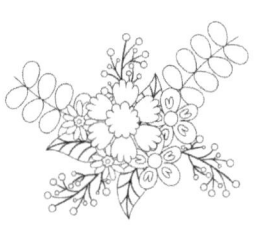

CONTENTS

HOW TO USE THIS BOOK
PAGE 5

200 ASSORTED WORD SEARCHES
PAGES 7 - 206

SOLUTIONS
PAGE 207

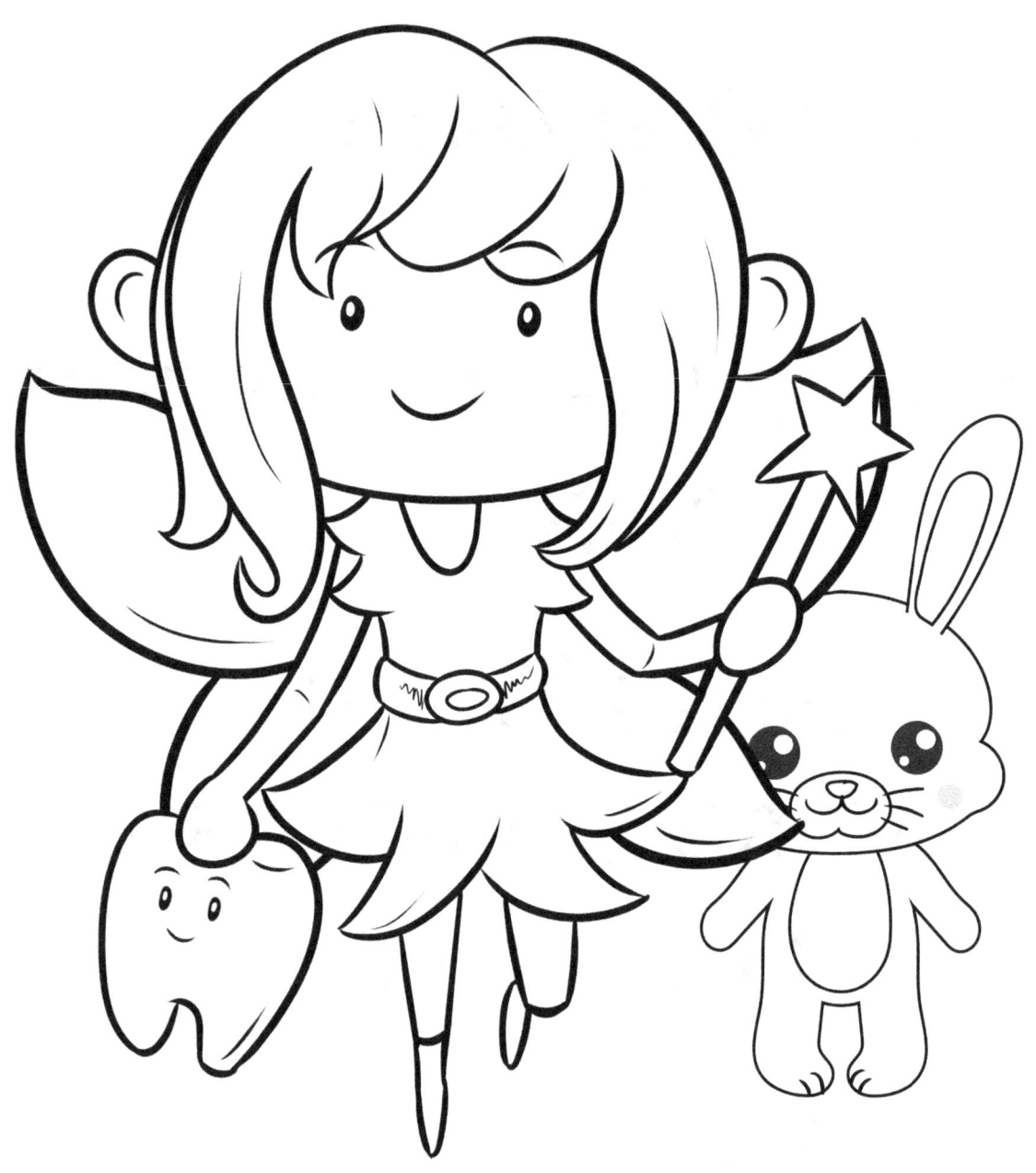

AND A LITTLE HELPER

HOW TO USE THIS BOOK

Want to make your brain more efficient, more able to take in new information and make it more adaptable?

These 200 word search puzzles contain random words, some of which are fairly obscure and may encourage you to look in a dictionary.

The searches are in a classical word search format in which words are hidden running up, down and diagonally, backwards or forwards.

There are solutions at the back of the book for clues and answers.

We hope you have hours, days and weeks of pleasure.

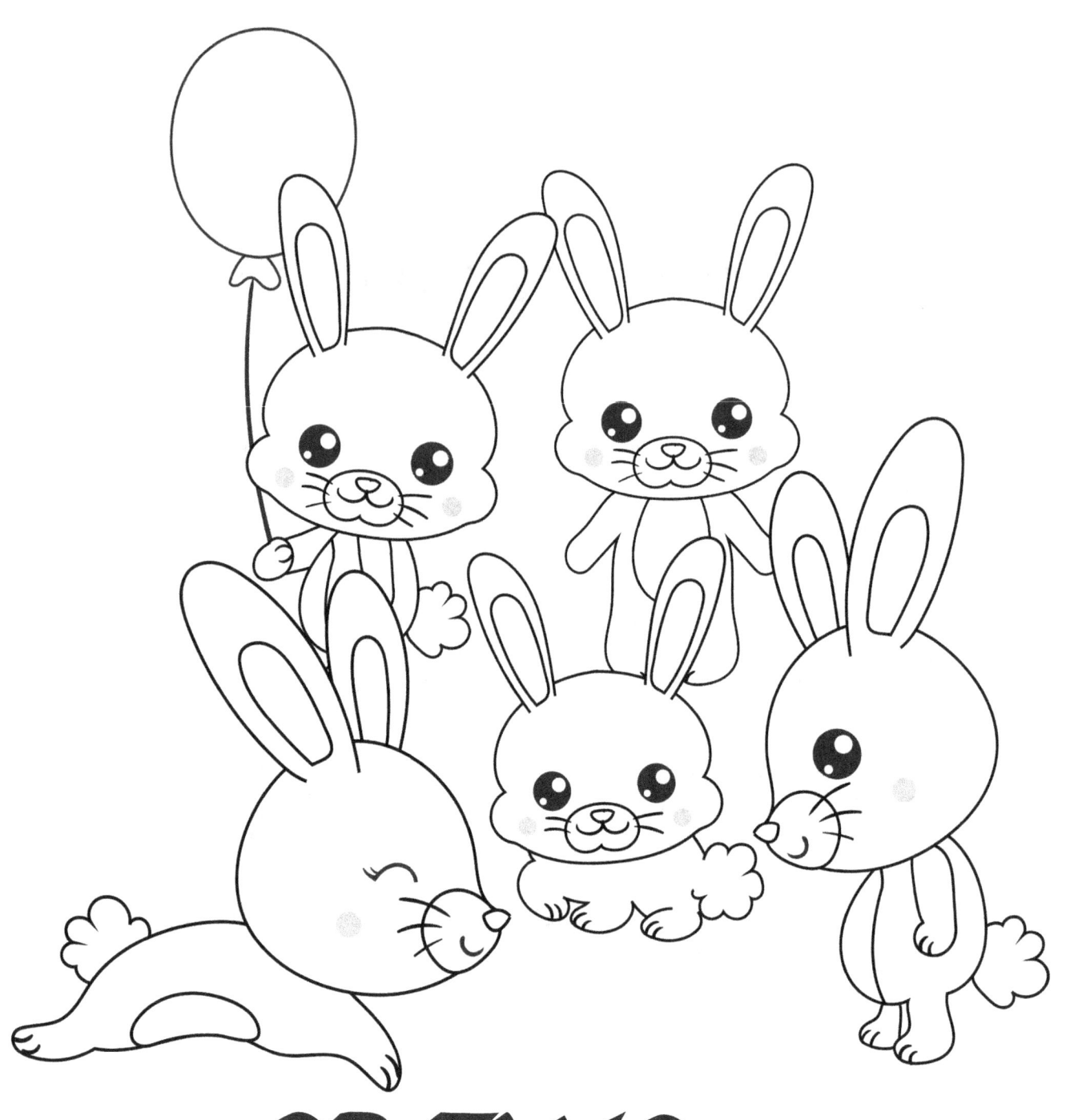

OR TWO...

Assorted Words 1

```
C F I N D I S C R E E T L Y Z
O S Z U P S U B W A Y S T G P
U Y E D E S C E N D I N G H A
N P P T Q U P L I F T C F L R
T O I U A C G O H P Y E O E A
E I I M R D S V V Z I N M A M
R N N T A G I E J W R T E V E
S E R O P T E D R R T I N E C
I T N O S I T S N U Z G T N I
N F S R L E R R V A T R S I U
K N E I E L G C E N C A D N M
I H O T L T M A S S R M M G S
X E N O N E S E Y N S M I R M
P G N I D N U F N S O E I V A
P R O F A N E D Q T R C S C L
```

ARMATURE
BELOVEDS
CANDIDATES
CENTIGRAMME
CONSCRIPTION
COUNTERSINK
DESCENDING
DUELISTS

ENROLLMENT
FOMENTS
FUNDING
INDISCREETLY
LEAVENING
MATTRESSES
NOSEGAYS
PARAMECIUMS

PROFANED
PURGES
STERNER
SUBWAYS
UPLIFT
XENON

Puzzle #2
Assorted Words 2

```
S T B K C I S E V O L Y X N B
A L O N S A N D B L A S T C C
A O O P P O R T U N I S M K T
O W T I R R E L E V A N C Y Z
P M Z O I R O T A R O N L C E
I I A S N I A H C U F A E O A
M S B O U F F A N T R E P B R
P D K X R D D K P L A X R L T
O I N B B U E I Q P I U O E H
S R C O G N I N W O R C U A W
I E B Y E N K K I E L O S M O
N C L M F L L E T T I U V K R
G T P I B O S D Y K N F O E M
L S Y E U G N I D U E F F Z S
Y M S R G N I R I P S N O C P
```

AIRLINES
APPROVES
BOUFFANT
CHAINS
CONSPIRING
CROWNING
EARTHWORMS
FEUDING

IMPOSINGLY
INKED
INTERFERE
IRRELEVANCY
LEPROUS
LOVESICK
MISDIRECTS
NOELS

OPPORTUNISM
ORATORIO
SANDBLAST
TINED

Puzzle #3

Assorted Words 3

```
G G G R I D D L E S I S E G F
A W G N I T A M I T S S E U G
O U Y A S S M U C I D O M N T
D T T E C I T N E R P P A O W
O I P O S C I T E R U I D D F
M G F E G A L I T A R I A N B
E A A F X R M I M F L A Y E D
T N I M U F A S S E L T S E N
E G T I Q S N P U J V L J I K
R P H S B R I G H T E N E D A
V L Y F B A O N I I A J F Y S
I A O I Q U W G G D N T E L T
L N T R E H T O M D O G S E O
L K K E N O I T A T I D E M O
E S D I R G T H I G H T A I L
```

APPRENTICE
AUTOGRAPHING
BRIGHTENED
DIFFUSING
DIURETICS
EGALITARIAN
FAITH
FLAYED

GANGPLANKS
GODMOTHER
GRIDDLES
GRIDS
GUESSTIMATING
HIGHTAIL
MEDITATION
MISFIRE

MODICUMS
NESTLES
ODOMETER
STATUS
STOOL
VILLE

9

Puzzle #4
Assorted Words 4

```
N R E D O M C S M U L D O O H
C T K H G E F A I K C A H S U
R B A O I N V E R H O E H B N
O D G S G L I I T V C T O Y E
S I E N K N L T S A E T K A A
S E G Z I E I S H U D F I M S
C E N N I B D T I G R N J L I
H H B I I T B R A D I T U Q L
E D S U D L E A E R E L B N Y
C L A Q C R I H T L R S A O I
K V X I U I A U T S U A H X E
I S Z H L A T B G S K O N G B
N T D K K I R R A E E C F A L
G V H O A N E E Y G B N A Y C
P P L U R A L S S M A U A B F
```

ALIGHTING
ANESTHETIZED
BACKSTABBING
BEGUILING
CARVE
CROSSCHECKING
CUBES
DAILIES

EXHAUST
FOULER
GABARDINES
HILLSIDES
HOODLUMS
INUNDATE
LITCHIS
MODERN

NARRATING
OBTRUSIVE
PLURAL
SHACK
SQUARES
TASKED
UNEASILY

Assorted Words 5

```
A E N C L O S E O B O I S T S
L I L A D W A T S R E P P I R
S C M I Y E I V E R N N G O Y
C C M S M D R M P L C V Z R Q
O O J H T I J E P A N P M C D
N R N F M S N K H E Y I B H Z
S N G C G M I A Y T R E O I M
E M B H L O T M T L R I E D I
C E E O M U H A O I S U A S E
R A S P H N D L S N O S F L N
A L O P R T Y I I K O N A C S
T T U E Z A Q O N A E C S R I
I J G R X M K H K G R D E K C
O E H S R E D L O H E S U O H
N T T H I L M O N O C L E S L
```

BESOUGHT
CHOPPER
CONCLUDING
CONSECRATION
CORNMEAL
CRASSLY
DISMOUNT
ECONOMISTS

ELIMINATIONS
ENCLOSE
FURTHERED
HOUSEHOLDERS
IMPERIALS
INLETS
LIARS
MIENS

MONOCLES
OBOISTS
ORCHIDS
PAYEES
RIPPERS
TASKED

Assorted Words 6

```
V S R O D A T S I U Q N O C U
L H I B A C H I S H Y L D A S
I T K L V D E Z I C R O X E Z
B L F A S S E L T R O F F E
R B A C C O U N T A B L E K P
A V H K C T G S E T T E Z A G
R D I S A R R A N G I N G Y X
Y H A M P E R S I X Q M H W H
S E S I T T O L G I P E M Y A
R I N T R E P I D A W B L O T
O B R H D E N E H T G N E L C
S V U A Y L B A D I O V A C I
I I N V A R I A N T S C O N E
L E G Y N E C O L O G I C A L
Y I N V A L I D A T I N G B O
```

ACCOUNTABLE
AVOIDABLY
BLACKSMITH
COMMITTEE
CONQUISTADORS
DISARRANGING
EFFORTLESS
EPIGLOTTISES

EXORCIZED
GAZETTES
GYNECOLOGICAL
HAMPERS
HIBACHIS
INTREPID
INVALIDATING
INVARIANT

LENGTHENED
LIBRARY
ROSILY
SADLY
SCONE

Assorted Words 7

```
J S E T A L U G N A R T S V V
O A T K I M P A N E L E D A K
C A T A R O M A N I C S Z Z I
B I T U M I N O U S G O M S M
P K I D N E Y S E D U R T N I
E D E I N G R A T I A T E D G
R G E Y G O L O M S O C S M P
P R S R Y S H H C B G A W H E
E U S Y A E P M O D L A E M A
T E T M X D L E V D E F L P L
U L N N I W N S E T Q T L F B
A I U A I R V E R D I L F Z Q
T N C S R E G O L A T A C I K
E G G H P C F R E A P D Q I S
D S M S Y L C A T A C L O G S
```

BITUMINOUS
CALENDARED
CATACLYSMS
CATALOGERS
CLOGS
COSMOLOGY
COVERLET
DEEPS
EMERGING
FEINT
FLAGS
GRUELINGS
IMPANELED
INAMORATA
INGRATIATED
INTRUDES
KIDNEYS
PARSLEY
PERPETUATED
SIFTED
STRANGULATES
SWELL

Puzzle #8
Assorted Words 8

```
Q C B S Z E L B A F S W M L Z
O D G N I Y F I T N E D I L O
O F E S W O R D S L A C K E R
S V B M E N O I S O L P X E F
E E G D O C G K E E N N E S S
X R U Z E G R N E I W C E K M
T I P G C N R E I S A E T F A
R N N L O S O A I T O M H U I
A S A L U G E I P F C R C X D
C E U R P R A T T H V I U U E
T S D N O R U M A C I E V E N
T M P B N M B N E L N C N E H
S R E I M E R P G D F U Q Q E
P A N T E R O O M S G N F D A
S I B I L A N T C A S M I F D
```

ANTEROOMS
CORMORANT
COUPON
DEMAGOGUES
DEMOGRAPHIC
DROWSE
EASIER
EUROS

EVICTING
EXPLOSION
EXTRACT
FABLE
FIERCE
FUNCTIONED
IDENTIFYING
INFLATES

KEENNESS
MAIDENHEAD
PREMIERS
RINSES
RUNGS
SIBILANT
SLACKER

Puzzle #9
Assorted Words 9

```
L D E Z I S P A C M K S I K S
O G S A L E R T E S T I T J O
M A D E Y O V N O C N N E C L
S C A I N A M O N O M D M A E
C C S G N I T S E U Q I I P N
S T H P C M B G Z O P V Z T O
E E L A I K U R N Y E I I U I
P E G G F T N U A I K D N R D
I M Z R C F T G S C S U G I S
L S Y W B A I L L E M A C N Z
L A R U T A N N E G Z L E G M
A B Y L L O G P C O X I D R D
G R F B O O S T H H K S H H C
E S E T A U T N E V E M R J C
S H A D E S L E V E H S I D E
```

ALERTEST
BOOST
BUNTINGS
CAMELLIA
CAPSIZED
CAPTURING
CARBINES
CHAFFINCHES

CONVOYED
CREASING
DISHEVEL
EVENTUATES
GOLLY
INDIVIDUALISM
ITEMIZING
MONOMANIACS

NATURAL
PILLAGES
QUESTING
SHADES
SOLENOIDS
SPITTLE
TEEMS

Assorted Words 10

```
F N X T F L A N N E L E T T E
C L D N J H L T I S G V H W O
P H K I O Z Q I W L M F T P V
H F I S S I R B T I R R S E N
R O Q L S I T I E S N A E T O
E R E A D A N A N D N K M T N
A E N S S I L F N S A I L I B
L B T E I T S G E I U Z D E E
L O H O U A A H N C M R Z R L
O D R K P G R O N I T R E L I
C I A K V Y N P C E S E E S E
A N L N D W Z I P J S I D G V
T G F D M Y W H R A G S N O E
E S M I S C O N C E I V E D R
D E T U C E S R E P M U Q O S
```

APPRAISE
BEDAZZLE
CHILDISHNESS
COATS
DISINFECTED
ENTHRAL
FLANNELETTE
FOREBODINGS

GERMINATION
INSTILL
INSURES
ISINGLASS
MARLIN
MERINGUE
MISCONCEIVED
NONBELIEVERS

PERSECUTED
PETTIER
REALLOCATED
TERMS
TWINKLE

Assorted Words 11

```
E T I R W R E V O S Q Y S C Q
A S Y A W T R A P Q N W N I R
S M U K S I U M B M U I I C M
Y E B O D S D B O T H H F A S
P L T I M E E B B L D H F T T
L M S A T E N N B X D M L R Y
A U A U I I H O I H N S E I R
I Y R R O D O P E S S T S X A
T C I H T E E U S G S I N E N
S U R E W N D M S A N O L S T
D E T A R E B I L L L U L W S
Y T I V A C F P H X Y B D G O
P U S S I E R M E A T B A L L
X Q E Q Y L B A R O L P E D D
P B R U S Q U E N E S S H D Y
```

AMBITIOUSLY
BLASPHEMOUS
BOBBIES
BRUSQUENESS
CAVITY
CICATRIXES
DEPLORABLY
DUNGEONED

GLOSSINESS
HIDEOUSLY
LIBERATED
MEATBALL
MEDIATES
MOLDS
NIFTY
OVERWRITE

OWLISH
PARTWAY
PLAITS
PUSSIER
SNIFFLES
TRAMP
TYRANTS

Assorted Words 12

```
D A N S C O M P E L L E D P O
R E N C E O B X B O H L N O V
A N F A X R L K W M F A R T L
C E P A C J U O M U M M E R S
C W C O U H A T N U C E S N N
O S Q O M L R B R I P N T L O
O P B L N P T O S U Z T O B O
N A L E H S A E N C N E C O P
S P B M Z C E D D I O D K N I
T E D E K O V N O C S N E G E
A R Z N J F P Q T U D M D O S
T E Q D N E U E X I R E S S T
I D E M O L I T I O N E D G O
O W E A K E S T E E R G D I S
N B S E T A M I T S E W E E S
```

ABSCONDS
ANACHRONISMS
BONGOS
COLONIZE
COMPELLED
CONSENTING
CONVOKED
DEFAULTED

DEMOLITION
EMEND
ESTIMATES
GREETS
LAMENTED
MUMMERS
NEWSPAPERED
NURTURES

POMPADOURED
RACCOONS
RESTOCKED
SIDED
SNOOPIEST
STATION
WEAKEST

Assorted Words 13

```
I D N S A R S D Z M O O I R O
J W E S T N E R E G I L L E B
M W G F P A C I I N P W M A S
E E A B A C I H K N I L Q Q O
S Y T Z D C R S A C V A T G L
D H I L E O E E L P I E G H E
A R O F R M V T C A L Q R E T
M V N G U P C T O A V A F S E
E U Q S E L R U B N R E I A E
S B A D M I R E D B E G O N E
E X T R A C T I N G Z W T C E
G H Y H S E M I T D E B Z D K
B Y S E I V E L F A E P I R T
A X U D E I R R A M R E T N I
S R E K C A B E N I L V B D G
```

ACCOMPLICE
ACETONE
ADMIRED
BEDTIMES
BEGONE
BELLIGERENTS
BURLESQUE
CHAPLAIN
COEVALS
EXTRACTING
GAINED
ICKIER
INTERMARRIED
INVERSE
LEVIES
LINEBACKERS
MESDAMES
NEGATION
OBSOLETE
RACER
TRIPE

Assorted Words 14

```
D E H S I N R U F N E P V I L
V L H A J K S U W C M Z I S H
A O Z S B R R N K M P Z L E M
D U Q E A O E O M T T L C I
P B T U V L N C W L I W A E S
Y O K O E C T K L Y E N I S A
S B C J M L E E R A D F N S P
S N O O G A L S R O I O S I P
N Y L T R A T E S W O M B O R
T R A P P E R E D A H D S N E
V T T P L U C S C B Y A R I H
G N I R E T S U M C L I P S E
Y L T N E I C I F O R P S T N
C P E P P E R C O R N G F T D
G N I M A R G O R P E R D C S
```

AUTOMATE
BODYWORK
CLIPS
DOORKNOB
EMPTIED
ESSAYISTS
FELONS
FURNISHED

LAGOONS
MISAPPREHENDS
MUSTERING
PEPPERCORN
PROFICIENTLY
QUELLED
RECLAIMS
REPROGRAMING

SALTER
SCULPT
SECESSIONIST
TARTLY
TRAPPER
VILLAINS

Assorted Words 15

```
C E G R E A W A K E N I N G I
O A Y N S L A N O I T C E S N
Z Z P L I D E L B A T E M I T
S Q L P E T O S E I T I E D E
F E D H L U A L A A H S I E G
I L G E L I Q L N S D N I F R
Z C A A R A C A O W K O J O I
T T N S R O R A P P O P R M T
Q K A I H U H R T O R L D N Y
P S T U W E O C A O H E C M I
H E A R T H S C N Y R Z T K J
V E W B E L J T N A K J V N P
D M A Y B F Y X N E A Y D Q I
B S U W G N I P Y T E R J P T
Z Y V E L D S L E K E H S I W
```

ADORN
ANCHORED
APPLICATOR
ARRAY
CLOWN
DEITIES
ENCOURAGES
FINDS

FLASHEST
GEISHA
HEARTHS
INTEGRITY
INTERPOLATING
LIFER
OPAQUELY
REAWAKENING

RETYPING
SECTIONAL
SEEMS
SHEKELS
TAUTLY
TIMETABLED
VELDS

Assorted Words 16

```
K L G D T N S E S S E N R A H
P O F N E S R O D A E R O T M
R W U A I N E O X N P W A H O
O N R J Q T O I T Y M D S P N
S E V O R G N I G A C F H R O
P S W N T X N A T G R X Y O C
E S A X Z A M I C I E U U F O
R N V M M B R I L S D L C E T
I N E O D R S T T K E U D S Y
N Z R K C N A T I I N D A S L
G P I Y N U A E R B G I X O E
B Q N G Q U S R R E R A C R D
L O G D J S S P G O L A T S O
L L D E R U T C I P F A H E N
X S Y V E W L A N D S R X L D
```

ALERTS	GRANDMA	MONOCOTYLEDON
ARBITRATOR	GROVES	PICTURED
AUDITIONED	HARNESSES	PROFESSORS
CAGING	INKLING	PROSPERING
CURATOR	LANDS	SUNKEN
CUSPID	LEGGIEST	TOREADORS
DESCANTING	LOWNESS	WAVERING
FOREARM	MITIGATED	

Assorted Words 17

```
C B W S S M U I N N E L L I M
J A E D T P G L S L I D E S R
B C N L E N O N E J W X R P A
E K A O G T E H I R W E M R M
A B M P N N A M S N E X T A B
T I U C T I A I L R R K P I L
E T L O A I Z T R L E A C R E
R T X G G T O A N P O B E I S
I E S N K R A N T E O R R E P
E N X I C Y E L S I S R N A Q
S W A T E R G Y O F O I P E B
H O P I N G G M E G D N D X F
T D R O W N I N G S S J S V E
G T I N T R O V E R T E D K A
O F R I G H T E N E D C F I V
```

BACKBITTEN
BARBERSHOPS
CANONIZATIONS
CAPTIONS
CATALOGS
COGNITION
DISENTANGLE
DROWNINGS

EARNING
EATERIES
ENROLLMENTS
EXPROPRIATED
FRIGHTENED
GREYEST
HOPING
INTROVERTED

MILLENNIUMS
PICKEREL
PRAIRIE
RAMBLES
SLIDES
WATER

Assorted Words 18

```
E A L O B R E P Y H O Q S I I
P I O N E E R G N I P E E S Y
I U S U O I V I C S A L I N J
E K S K I E H S I H V Y N O I
D A F T E R W O R D Y E T R N
S B V D A E V Z C F D S E K T
P S G T G C R R U V A H R E E
R C W I N N W U I E L I P L R
A E S O W E R S T K L V R E R
N S O V H I M V V C I A E R E
G S F I R E B O M B E D T S L
R E R E C R O S M K S J I E A
Z S H H F D J I N G L I N G T
M E T H N O L O G I S T G O E
S M U T S M S I L A G E L F C
```

- ABSCESSES
- AFTERWORD
- CATSUP
- CIRCUIT
- CONJECTURE
- DALLIES
- ETHNOLOGIST
- FIREBOMBED
- HYPERBOLAE
- INTERPRETING
- INTERRELATE
- JINGLING
- LASCIVIOUS
- LEGALISMS
- MOMENT
- PIONEER
- SEEPING
- SHEIKS
- SMUTS
- SNORKELER
- SORCERER
- SOWERS
- SPRANG
- YESHIVA

Assorted Words 19

```
S N E E Z E S E D U L C E R P
J S E N T I M E N T Q L F O R
E Q L A I C R E M O F N I P E
C O X S W A I N S R I H W P V
U O U T R E A C H Y N W Y R O
R O R J T B S F F I T S Z E L
M S T R S A G N I G L U B S T
U E W A R E Y O S G B D S I
D S P E R L E B L I O A R I N
G E B R L D A N T D T C L N G
E Q U A L L Y T R R E A C G Z
O N S L W H E H I A A T G E L
N T R U E S E R K V G E A E R
L Y D Y Y R U B B L E U H E N
S W E I V R E T N I W S N S H
```

BULGING
CORRELATIVES
COXSWAINS
CURMUDGEON
EQUALLY
GARNERS
HEARTBEAT
HEATEDLY

HYDRA
INFOMERCIAL
INTERVIEWS
NEGATIONS
OPPRESSING
OUTREACH
PRECLUDES
REVOLTING

RUBBLE
SENTIMENT
SNEEZES
SOCCER
STIFFS
SWABS
SWELLER
TRUES

Assorted Words 20

```
I A R T S T N E M N R E V O G
T L E V I S N E F E D M B K E
Q N O I T A G I L B O V H T A
E T A I T O G E N B M B U Q D
Z Y T I S O C I L L E B C H I
T A I R H E A D A A F E K O Q
R E L B A I L E R C N Z S V O
W O R B H G I H M K P I T E T
V A T W C K R O W T S A E R B
Z A E C E G N I V O L G R C X
R V V U E D D Y C P N Z E R E
X E Z W F R I E N D S L D A S
F G N I G A R O F E N H J F G
Y X L A N E D O U D O M X T E
T F Z D Y K P A C I N G G I G
```

AIRHEAD   FRIENDS   OBLIGATION
BELLICOSITY   GLOVING   PACING
BLACKTOP   GOVERNMENTS   RELIABLE
BREASTWORK   HIGHBROW
CORRECTOR   HOVERCRAFT
DEFENSIVE   HUCKSTERED
DUODENAL   NEGOTIATE
FORAGING   NIECE

Assorted Words 21

```
S T G N I L L E R A P P A Y O
P E Q R V D E V E L O P E R S
A H K S E Z I L A T I P S O H
R A E S E C N E D U P M I P N
K C L I K W O S V H H T U I U
L K Q S A N A N M F I O W R R
E S G K M N U S C I Y F J A T
H A P N S U I P S R X F B N U
O W A I I E T T R E E A J H R
A E P F S L L C R E S T M A E
X D E E A H S A I E B S E S S
I Y R S S N R O H D C Y E L S
N R I B H M M L G W T N C D Y
G Q N U E V A L U A T I O N S
D A G R S R O D R O W S E C P
```

APPARELLING
ASSESSED
CONCERTINA
CONCRETELY
CYBERPUNKS
DEVELOPERS
DICTUMS
DROWSE
EVALUATIONS
GOSLING
HACKSAWED
HOAXING
HORNS
HOSPITALIZES
IMPUDENCE
KNIFES
MAXIMS
NURTURES
PAPERING
PIRANHAS
SASHES
SPARKLE
WHALES

Assorted Words 22

```
C M S E P O C S I R E P S U A
C G N I T A R P M N A A W O Z
Q O A F W R S D Z U J M A D B
I W U C O Y E M L I I B N H M
H X P R D R L B X C M D K I E
E Y F Y T E K T L G P G E E G
I C D E M I S E S E I H S M A
S S N R L U N C D A S X T V P
A K O A A X Q G E A H O V G H
K I L L I N G D Q N J G P X O
K V Q C F R T S S G D X J T N
F V C X K O U D E T T I L S E
M Y N P G G H X Z P O O N Y D
R E S I S T O R U W E N G G N
L L A F T H G I N L T R S A G
```

COURTING
DEMISES
DESCENDING
FORKED
GHASTLY
HYDRANT
IMPISH
KILLING

LUXURIANCE
MEDIUMS
MEGAPHONED
NIGHTFALL
PERISCOPES
PRATING
RESISTOR
SKIVVY

SLITTED
SNOTS
SWANKEST
TREBLES

Assorted Words 23

```
Y T N E M H C A O R C N E S U
R L Y T I M P L A N T I N G K
G N I D N U F S C A T H I N G
C O N C E N T R A T I N G X B
C L O S E M O U T H E D I P P
Z A D E G R O G S I D T N G R
N B M A Q L A C I N G U E P O
N A M O W R E D L A V H V E T
J H P W U D E D O O L B I D R
U E K A V F O T S K J M T D A
T A P D J M L S S L J Y A L C
G N I L E C R A P U A U B E T
L W J O L T I N G W J T L R I
O M E T E O R I T E S D E W O
D T A R T E S T L U D D A P N
```

ADJUSTER
ALDERWOMAN
BLOODED
CAMOUFLAGED
CLOSEMOUTHED
COMEDY
CONCENTRATING
DISGORGED
ENCROACHMENT
FUNDING
IMPLANTING
INEVITABLE
JAPAN
JOLTING
LACING
METEORITES
PARCELING
PEDDLER
PETALS
PROTRACTION
SCATHING
TARTEST

Assorted Words 24

```
P C N C S F S E C A L P S I M
R L U R X T R Y P A C K E R W
E X C A V A T I O N S F X S E
A R R F Y L S E L B M U T S E
C E E T T S F N D E N O H I
H U W S R S S L S E T M I U N
E N A M O W R E D L A D O K G
R I R A P G P E I T A T K H R
S O D N I Y B I E Z E U L O E
K N S S S E O N H N O E S Y O
Z S O H M T O G U I A O L A C
C J D I S A S T E R F C B S C
G O F P C N E M S S E H C G U
T P A N T A L O O N S X G U R
I N S T R U M E N T I N G F B
```

ALDERWOMAN
BOOZIEST
BUCCANEERS
CASUALS
CHESSMEN
CRAFTSMANSHIP
DISASTER
EXCAVATIONS

FLEEING
HOMEBOYS
HONED
INSTRUMENTING
MISPLACES
NEATLY
PACKER
PANTALOONS

PREACHERS
REOCCUR
REUNIONS
REWARDS
SLEET
STUMBLES
TROPISMS
WEEING

Assorted Words 25

```
H B Z Y L H S I D N A L T U O
W W A A R E F U E L I N G J N
K C H N G O D L I K E N E I R
Y Q R U K S I G N E R S O F E
V P J W S N I A D S I D X F N
B S E P B F O O L H A R D Y E
N A Y V Z M O T N A H P H T G
S E B P I S E S E E H C H S O
D R S B E S T I A L I T Y H T
Q A Q T L M U F D U Y F S O I
T R U V R E I L K E S T J R A
O D E P V O R L C V C R F T T
Q E A D H B S S C N A N H U I
E X L N O I T S A B I M I X N
E X I D X K N B A C K U P W G
```

ASSORTS
BABBLERS
BACKUP
BANKNOTE
BASTION
BESTIALITY
CHEESES
CLIME
DAUPHIN
DISDAINS
FOOLHARDY
GODLIKE
INCLUSIVE
JIFFY
OUTLANDISHLY
PHANTOM
REFUELING
RENEGOTIATING
SHORT
SIGNERS
SQUEAL
WINCED

Puzzle #26
Assorted Words 26

```
I  Q  M  P  R  E  J  U  D  I  C  I  N  G  F
N  K  G  N  I  G  G  O  L  A  O  S  T  Z  A
T  A  G  G  R  A  V  A  T  I  N  G  R  N  A
E  N  S  H  R  B  V  H  I  R  S  H  U  R  K
R  C  E  E  S  Z  U  X  Q  L  E  S  M  E  O
V  H  L  D  I  E  N  L  Y  I  N  W  I  P  V
I  Y  I  E  N  R  I  F  G  N  S  M  N  U  E
E  D  M  D  A  O  A  B  R  E  U  Q  A  T  R
W  E  Z  O  K  V  P  I  A  A  S  J  N  A  W
D  C  A  M  P  I  E  S  T  L  C  A  T  B  R
G  E  S  L  I  A  S  D  E  S  L  T  S  L  I
B  A  D  C  R  I  T  T  E  R  E  U  A  Y  T
I  S  P  A  R  R  I  E  D  L  O  B  L  L  E
V  E  N  S  N  O  I  T  A  E  R  C  E  R  S
E  E  R  H  T  I  M  P  R  E  S  S  I  N  G
```

AGGRAVATING	CRITTER	PARRIED
AIRLINE	DECEASE	PREJUDICING
BESTIARIES	FRACTALS	RECREATIONS
BULGES	IMPRESSING	REPUTABLY
CAMPIEST	INTERVIEW	RUMINANTS
CLEAVED	LOGGING	SAILS
CONSENSUS	LULLABIES	THREE
CORESPONDENT	OVERWRITES	

Assorted Words 27

```
P D M Q Y B B A R C L L W Y F
O A E H C D E G T T E A A L S
T R Q T N T O N D O P E Y E C
A C Y K A A Z U C I N L Y G O
S F A C U L T Y C L Q E M I T
S G G A D L U U S H O P D T C
I E S I U E A M G P I S Y I H
U O B E N G L M I N E N E M A
M O I H S K U D B S A L G A U
F R A M I N G S R S S R L T N
X R S A L V E O T U K I O I C
S P A R S N I P E E C I D N H
J N O E G R U S X S R F N G I
H Z Y Z Y F I T N E D I G S N
S P H O M E T O W N S A R M G
```

ATONED
AUGUSTER
CRABBY
CURDLED
DISSIMULATED
DOPEY
DOUCHING
ENCLOSE

EXPENSES
FACULTY
FRAMING
GINKGOES
HAUNCHING
HOMETOWNS
IDENTIFY
LAMBSKINS

LEGITIMATING
ORANGUTAN
PARSNIP
POTASSIUM
SALVE
SCOTCH
SPELL
SURGEON

Puzzle #28
Assorted Words 28

```
L  L  O  R  T  S  T  M  O  W  E  D  X  G  K
S  I  R  X  S  S  M  A  R  G  O  T  S  I  H
O  G  C  C  A  R  I  S  L  A  E  U  Q  S  P
K  H  S  A  M  M  E  L  I  D  A  R  X  Z  E
Q  T  R  P  L  S  L  D  A  D  N  F  C  V  N
A  H  E  E  Y  I  R  A  A  R  T  Q  I  D  A
O  E  F  R  D  P  S  E  N  O  E  G  E  H  L
U  A  U  S  M  U  T  T  K  I  L  D  K  W  I
T  R  G  K  F  O  L  P  H  C  G  E  E  A  Z
L  T  E  P  T  B  L  C  Z  E  I  I  E  F  E
I  E  E  H  A  N  G  I  N  G  N  N  R  R  M
V  D  S  S  E  C  I  P  S  O  H  I  C  O  F
E  Y  A  W  R  O  T  O  M  P  C  J  C  I  D
D  E  H  C  N  E  R  T  E  R  S  Y  E  S  P
V  I  I  T  J  O  U  R  N  E  Y  M  E  N  W
```

CALISTHENICS
CAPERS
CONCLUDE
DILEMMAS
FEDERALIST
FREELOADERS
HANGING
HISTOGRAMS
HOSPICES
JOURNEYMEN
LIGHTHEARTED
MOTORWAY
MOWED
ORIGINAL
OUTLIVED
PENALIZE
PICNICKERS
REFUGEES
RETRENCHED
SQUEALS
STROLL

Assorted Words 29

```
M Y F H A L N S T N A L P M I
K M L B R B V S K C J U J A M
M S Y D P O C E Y R Y H B S V
Z P E C D U S T M A N A Q O N
G A E G B I Y K L P W C Z N P
D N N B D O F T X E S A B R E
S E D U E E O W I S R E N Y R
E L P E G E L K S L T U J U U
R I D A R W V W M H I I J M R
E N I E C E O E O A C R X B F
N G S X N S D L S N K T E E A
I S G O M N D N B D K E I T U
T S Q D Z W I N U V V C R W S
Y K Z P X S R K A O T C A S T
Q S E S A M E S S L F Y S U P
```

ABJURE
ACKNOWLEDGES
BEEVES
BLOWGUN
BOOKMAKERS
CRAPES
DUSTMAN
EXITS
FIDDLY
FOUNDERED
IMPLANTS
LANDSCAPED
MASONRY
PANELINGS
RUNAWAYS
SERENITY
SESAMES
SKINNED
STERILITY
TWITCH

Assorted Words 30

```
Y K S E I T I N A M U H N I C
B D E R T A H G A N G A S A L
N E M O W S S E N I S U B Z E
T R I U M P H S N I W P D L R
N P S Y T N X G I I N W R Z E
P D L S P I R D N G B W O X S
A S A Y T W W X Y I N M O X T
T E N E T R A D E R K A O G O
R V D B H G O R F L L U B C R
O E E G C E F V D W U Z P L I
N R R X U B G D A E R T E R E
A E S U P I N D O C O E M Z S
G L C V N T S E I L T S I R B
E Y E X T E M P O R I Z E S K
R A R E N E S S X J B P N P B
```

ASSIGNABLE
BRIDGEHEAD
BRISTLIEST
BULLFROG
BUSINESSWOMEN
CAVORTS
CLERESTORIES
COMBINE

DRIPS
EXTEMPORIZES
GOWNING
HATRED
INHUMANITIES
ISLANDERS
LASAGNA
PATRONAGE

PUKING
RARENESS
RETREAD
SEVERELY
TRADER
TRIUMPH

Assorted Words 31

```
M N C D D C M R D E X A L E R
Q J O V I E U E E E B Z P T H
R B S I C H H T A H D O N V Z
E R A Q T F E S O N S E N L F
S E P I U A W D I F T I C P C
T C M U M A R A O M F I V E P
A T M P S H B T D N A S M A R
R I Q D I S I S S E I F J E L
T F A C U R L Y W N L S F X X
I Y C N T M E I X S O Z T T V
N O I S N A C S A D I M Z R A
G V A T T R I B U T I V E U Y
R P O L Y S Y L L A B I C D G
C N O I T A V O N N I O B E R
S E T A N O S R E P M I B S D
```

ATTRIBUTIVE
BOBTAILS
CURLY
CUTOFFS
DEMONSTRATION
DICTUMS
EMPIRES
EXTRUDES
FAMISHED
GUZZLED
HEDONIST
IMPERSONATES
INNOVATION
LAVISHER
MEANTIME
POLYSYLLABIC
RECEDED
RECTIFY
RELAXED
RESTARTING
SCANSION
SQUABS

Assorted Words 32

```
E  B  L  H  O  R  O  L  O  G  Y  F  H  S  I
S  E  G  A  T  N  A  V  D  A  J  W  O  P  N
I  N  T  E  R  L  E  A  V  I  N  G  S  I  C
S  E  T  I  S  I  U  Q  R  E  P  Q  T  E  R
S  R  D  E  Z  I  C  I  L  A  T  I  A  L  E
E  E  E  W  W  K  K  U  I  B  O  J  G  I  M
S  L  Z  H  S  N  R  Z  T  U  A  H  E  N  E
C  T  I  I  S  F  Y  O  K  E  H  J  G  G  N
R  R  E  N  N  A  C  S  W  B  S  B  M  P  T
A  A  I  S  E  A  D  F  O  E  T  I  D  A  I
P  C  S  E  O  V  V  R  Q  M  M  K  E  U  N
P  H  L  T  Y  C  U  L  E  B  C  A  Z  S  G
I  E  I  T  L  Y  N  J  A  B  E  N  R  E  T
E  A  N  E  N  A  D  U  R  G  A  J  I  F  U
R  O  G  D  E  T  Q  D  J  K  R  H  N  S  G
```

ADVANTAGES
CUTESIEST
FOETID
FRAMEWORK
GALVANIZE
HABERDASHERS
HOROLOGY
HOSTAGE

INCREMENTING
INSETTED
INTERLEAVING
ITALICIZED
JUNCOS
JUVENILE
PAUSE
PERQUISITE

SCANNER
SCRAPPIER
SLING
SPIELING
TRACHEA

Puzzle #33

Assorted Words 33

```
A O C E T I B E K A N S M K Y
V U Q M S M U S S O P O I C I
E T S C M D T G N I D E C E R
B M D E Z I T E N G A M E D I
P A Y R D E S P A I R I N G S
E N R L E D C U D D E P I N S
P O R M I Q L A O S E Z A O Z
P E F I O P U G N I T T O P S
E U S K A R E I S S C E I E Z
R V M E R N S E S R H O E K T
C R E P I V O C R I E O R R S
O E L S S U T B X C T B V T G
R C H O P P I N E S S E I E A
N T D R E S S E R D J E S F D
K C A V S U O N E G O R T I N
```

ARMORS	DESPAIRING	RECEDING
ATROCIOUS	DRESSER	REQUISITES
BUTTS	FIBERS	SHOVED
CHOPPINESS	GREETS	SKITED
CLUES	NITROGENOUS	SNAKEBITE
CREEPILY	OPOSSUMS	SNIPED
DEBONAIR	OUTMANOEUVRE	SPOTTING
DEMAGNETIZED	PEPPERCORN	TUSSLE

39

Assorted Words 34

```
X A S G K G S C R E A M S M P
G Q J O O I N K E D H W M I R
N N S V H B R I N C O B X S E
G K I P U C B U R A M K X C V
P N L R A L U L L E C J Q A I
A W I A I C C J E X P Q M R E
C C I O P H I A M D Z A P R W
E D S S G P F A N A Y P C I E
S D E N H N R V L I C G N E D
E E U R O E O I A N Z E O D U
T K N O E I R V S T O E S O S
T P U S R T S G N I S U O H K
E H B C E H E E P E N D J I C
R X I U F S S M L S Y G T C F
W B S U P R A C A T E M F E C
```

APPRISING
CAPERING
CELLULAR
DAINTIEST
GOBBLEDYGOOK
HIRING
HOUSINGS
LESIONS

MACES
METACARPUS
METERED
MISCARRIED
OINKED
ONGOING
PACESETTER
PREVIEWED

SCREAMS
SENSES
SHROUD
SPACIAL
VULCANIZE
WISHER

Assorted Words 35

```
H  U  S  S  M  Q  N  E  R  V  O  U  S  D  T
A  G  R  N  S  L  U  B  R  E  L  A  P  T  L
N  C  O  Y  O  E  P  H  D  T  H  L  S  O  C
D  O  O  E  Z  I  N  C  O  V  E  T  T  N  B
S  L  B  N  K  J  D  H  Q  S  L  Z  I  N  H
O  F  E  S  J  R  S  R  C  E  T  W  Z  E  R
M  A  P  I  Q  U  A  D  O  R  L  A  S  S  N
E  Q  I  D  Y  D  R  Y  I  C  A  Y  P  G  S
U  K  G  N  I  P  P  O  F  A  C  Y  G  L  E
G  V  G  N  I  H  S  A  R  O  M  A  S  R  E
K  O  S  L  O  B  B  I  E  S  W  A  B  N  A
B  G  H  A  C  I  P  A  C  I  F  I  E  R  S
L  A  M  R  E  D  I  P  E  Y  J  U  D  L  C
D  S  A  C  M  U  T  A  T  I  O  N  S  K  Y
O  K  G  N  I  N  W  O  G  N  I  W  A  L  F
```

ACCORDIONS
ARCHNESS
ARGYLE
AROMAS
ASHING
CONJURORS
COVET
EPIDERMAL

FLAWING
FOPPING
GOWNING
HANDSOME
LOBBIES
MAIDS
MUTATIONS
NEITHER

NERVOUS
PACIFIERS
PALER
STAPLE
TONNES
YIELD

Assorted Words 36

```
X E L B I S S E R P E R R I X
E M P O D G I L O A M I E S T
M H O O S C N D R O B O T I C
V W Y U O N O I E E T N I W S
X H U R R V O N D G X U Q H U
N O K D E N E T S I R H C L L
I O L A U V E R W I L O R T F
C P I T W Z I D F E S L G O A
K E F I W A G L O U N T O N T
N D Y N A M O S E O L F S C E
A B R G H Y H T S D K L P M S
M E T A N I C U L L A H U F Y
E N O L C Y C I T N A M S X P
R E B O S A N I M A T E D L Y
G F S K A E B S O R G Y T Z T
```

ANIMATEDLY
ANTICYCLONE
CHRISTENED
COLLIDING
CONSISTS
DATING
DELIVERY
DYNAMO
ENGORGED
FLOES
GROSBEAKS
HALLUCINATE
IRREPRESSIBLE
LOAMIEST
MOURNED
NEWTONS
NICKNAME
OVERFULL
ROBOTIC
SOBER
SULFATES
WHOOPED

Assorted Words 37

```
V S S R E T H G I L H G I H P
F S T R X S T S I L A E D I I
Y R Q N C Y P M U B X A C B P
I E A S E C N E L I S W R U O
N B S C P M J F W R B S O C R
S E L O T K H I C D W I S A T
T L I F I I W C P W O Z S N E
A L P O O T O V A A L Z W N N
L I P O N F R N Z T F L O I T
L N E T S I S A W C E E R B O
M G R S I K E O M H D D D A U
E Q I T Y C N E C E D N I L S
N C E O Z B S F Y R D U K I L
T X R O W S R E N R A E L S Y
S R E L T T A R C U B I M M L
```

BIRDWATCHER	FRACTION	REBELLING
BUMPY	HIGHLIGHTERS	SILENCES
CANNIBALISM	IDEALISTS	SIZZLED
CROSSWORD	INDECENCY	SLIPPERIER
DETACHMENTS	INSTALLMENT	WOLFED
EDEMA	LEARNERS	WORSENS
EXCEPTIONS	PORTENTOUSLY	
FOOTSTOOL	RATTLERS	

Assorted Words 38

```
U Q G N I Z I S E H T O P Y H
A H H E A R T B U R N T R H I
S Z G J I S M E D I C I N E P
R L I N S D R A I L L I B A U
J J A M I C A B L E A O D D S
D A U U U L A V E A P T N L B
R I D D T T W Y A L P E R O F
U L S E O C H A R J E F T C S
G H A R D S E R E D Y G K T
S Y E C U U A F F C I K O S I
T B N C I P L G F I B K J D L
O T G V K R T C E E Z P C Y E
R C M U G L T I N S E Z D I D
E T O R Q U E E N O Q M E L P
S R E K R A M R M G C S X D X
```

AMICABLE	DRUGSTORES	MARKERS
AZIMUTHS	EFFECTUAL	MEDICINE
BILLIARDS	FIZZED	METRICAL
CLAPPED	FOREPLAY	PICKIER
CONCLUDED	HEADLOCKS	STILED
CRAWLING	HEARTBURN	TORQUE
DISRUPTING	HECKLER	
DOSAGES	HYPOTHESIZING	

Assorted Words 39

```
V Y E S L L E Y I K D E Z Y S
N O L L A J N A S T I E S T I
W R K I A T R A I P S E D S L
D T Y C R P U C C D F B D N I
G I E N E E S P H F R K W A C
S C S A O G E I A J A Z V Z E
D R F S N I N H N P N I X Z O
Y E E G E R T I C G C F N I U
Y U T T N R O A Y W H R O E S
K I B H S I T S T T I S N S D
G V T Q G G H A I N S S E T E
N L Q V V I N C T N E E L L K
D E K N O Z E A A I S M N A F
I V S E I L E R G C O J O M Y
R E Y E L T O M F R P N G F A
```

AMNESTYING
CACHING
CHANCY
CHEERILY
DISFRANCHISES
DISSERTATION
ELAPSING
FAINED
FLESH
FOMENTATION
FREIGHTED
GANGSTERS
GECKO
MOTLEYER
NASTIEST
RELIES
ROSINS
SILICEOUS
SNAZZIEST
TRAIPSED
YELLS
ZONKED

Assorted Words 40

```
S R E T H G I F E Z I R P O A
Y S Y L B A R A P E S N I P A
X F U I S T N E M I G E R E H
A B I C K E R I N G K Z N D O
H Z F D O P T S J A W D F A M
O S Z P I F R R L T H U D G E
M B F A H C J A D A T K E O S
A P P L I C A N T S P N I G T
R W V A S P D P L T E R P U E
G P A I P V E K P K L M A E A
U C A R G O S V G E E E R C D
E S P C D P H Z J B N R S R E
D P W H D E D C R Y U D L B R
D Y F Z J E D F C K R Z I P S
F O C J N A R E N A S G A X B
```

ACIDIFY
APPENDIX
APPLICANTS
ARGUED
AWARDED
BICKERING
CARGOS
CARPALS

FOCUS
HOMESTEADERS
INSEPARABLY
JADES
PEDAGOGUE
PIAZZA
PRATTLES
PRIZEFIGHTERS

REDCAP
REGIMENTS
SANER

Puzzle #41
Assorted Words 41

```
S S E L D N A H S I M G R B K
A W T E Q B V P E N E L A C S
D D B M D H E D A D Y F J M Y
R B A P T I S T E R Y C W W L
A P Y T V F G U R R T M Q D B
M R I S L L M R A E M Y F L
A O N A W A A E A R Y M E C I
T A G P S N D X T U C E O N N
I D I B E G I C U C M X R H T
Z S W V Z E O E M T W B R S Z
E T Q K R S L N A T I O N A L
R E B Y M E A S E K O H C X Q
N R C A R T I L A G I N O U S
K Z W I F B R E G G U M T N N
H O R M O N E S O U G H I N G
```

APARTMENT
ASLEEP
BAPTISTERY
BAYING
BETRAYERS
BLINTZ
CARTILAGINOUS
CHOKES
DRAMATIZE
ERRATUM
FLANGES
GLADIOLA
HOMERED
HORMONES
MISHANDLES
MUGGER
NATIONAL
ROADSTER
SCALENE
SOUGHING

Assorted Words 42

```
Y G L A M O R O U S M R A I R
S V G Q G N F G Q J C V M N E
L J P A T N B A D Q S Y M T S
P F F U R G I R Z E A K Z E O
R S G M W M I D F G T A Q R L
E H R N L K E E L L Q R E S V
S E U S I C I N G O I G A E I
S L B U R X P S T S H G L C N
U L L E D E A Q T S B E J T G
R A P E N D D W W A P P B I X
I C X L P Z E R H R N G F O G
Z K Z Y E S E L A Y Y K J N G
I E Z X S T S N L O I I T O J
N D N H D O Q I E E B Q N N C
G S D N A M E R M Q H N J G U
```

BEHOLDING	GRUFF	SHELLACKED
BENZENE	HELLED	STANK
BOARDERS	ICING	WAXING
CARTED	INTERSECTION	WRYING
GARDENS	MISSPELLS	
GARMENTS	PRESSURIZING	
GLAMOROUS	REMANDS	
GLOSSARY	RESOLVING	

Assorted Words 43

```
O K T C P I M P E C C A B L E
U U N N G H A R D L Y I E F C
H S S E N D R A W R O F Z U O
S R L R N O P L O D D E R J N
O E A A A E R E G A V L A S F
L G G D I E T I S N E V A M I
D I E B D C B A D F V Y X T S
E O N L R E R R E I R B R R C
N N E U D O H E E B R E G I A
E A R R T J C C M V W G S T T
D L O T P H Q A V M O O Y E E
X K S I Y A B L D Z O W R Q X
M U I N A R C Z Z E R C E B L
J V T G S G N I R R E H H G N
M S Y P S E T I N I F E D N I
```

BLURTING
BROCADE
BROWBEATEN
CHEDDAR
COMMERCIALS
CONFISCATE
CRANIUM
FORWARDNESS

GENEROSITY
GRIDIRON
HARDLY
HERRINGS
IMPECCABLE
INDEFINITES
MAVENS
OLDENED

OVERBEARS
PLODDER
REGIONAL
SALVAGE
SERFS
TRITE

Assorted Words 44

```
A E W F R A T E R N A L L Y S
X L V Y R E S A M A L N G I G
R M U A Y D P E N Q Z G K R L
A A R T E R I E S Y D R R R I
W S C E A R U S A H E A V E N
P T C C I P E T H K U N K M T
E E G Y U G S B N E M N C E E
R R A P Y M D Y B E V I E D R
C W L A M J U E F A C E S I C
E O V R E A Z L C N P O L A E
N R A L A E D D A Y X H M B S
T K N E T U E M Y T F E L L S
A S I Y I C E Y U I I Q E Y I
G P Z E E G T T S M X O D Y O
E B E D R A G G L E D A N Y N
```

ACCUMULATION
ANYTIME
ARTERIES
BEDRAGGLED
BEREAVE
CENTURY
DISHEVEL
EDGIER
FRATERNALLY
GALVANIZE
GRANNIE
HEAVEN
INTERCESSION
IRREMEDIABLY
LAMASERY
LEFTY
MASTERWORKS
MEATIER
PARLEYED
PERCENTAGE
SPATULA

Assorted Words 45

```
I K N C T N S Y X C I P E G C
G S U E D N A T G T I M Y E W
R T M L L D A R E W O P S N Z
A I S U K B E T J R G G I I G
Z N D U R U A T S E R E G A E
Z R C U R D M M S E H A M L X
E P X W Q T N B M U T X G I A
S A I N T S N U Y A R N X T M
D O M I C I L I N G L C O Y P
K D E D O Y Y L L O G F N C L
P S Y C H I A T R Y C T N E E
I S U O E T A T S R E T N I O
L D U O V E R B A L A N C E D
Y Y Z G N I D W O R C R E V O
A P O P U L A T E S Q U I S H
```

CONTESTANT
CONUNDRUMS
DOMICILING
EAGEREST
ENCRUSTED
EXAMPLE
GARRETS
GENIALITY

GOLLY
INFLAMMABLE
INTERSTATE
INTRUST
MUKLUK
OVERBALANCED
OVERCROWDING
POPULATES

POWER
PSYCHIATRY
RAZZES
SAINTS
SQUISH

Assorted Words 46

```
T I F B Y A W E T A G Z M G M
S F P R A U V G G S P U D S A
P I E L E C G Z N A I L F M N
R B S V C T K G U I I B L L D
I T O E I B I F N E P L I X A
E D N O T T U O I I R S O A T
R D I E M N A N R R Z A A F I
F D E C M E E R G D I U C R N
L I U V I G R C O L A N F E G
C I L I O E D A O M E J G J S
L C G M O T R I N I E R Q H F
A D D H I K E J R G N M O B H
Y H O J T N D E F B I M M T R
U N S V V E G B S T A N A O Y
B V S S E L R O M U H H G G C
```

ABRIDGMENT
ADROITER
AMNIOCENTESIS
BACKFIRING
BOOMERANGING
BUNGLER
COMMEMORATIVE
DEVOTEES

DICIER
FILMING
FOLIAGE
FUZING
GATEWAY
GRASPING
HUMORLESS
LIGHTER

MANDATING
RACES
SPRIER
SPUDS

Assorted Words 47

```
D L F O R E S H A D O W E D Z
N E A I N S O L V A B L E T W
C B Y C I N S E M I N A T E S
V E A O E G D U R T C Y O G M
A V O N J D V S D F O O U K O
I I F D G B V I R O L V C Z K
N E Y E P I A Y O R L E H U E
L S R M I S N E O W A R E I R
Y R U N L H H G L A B S S Q S
D Q S A L I C A S R O S R U C
D I T T O S M R W D R Z W A X
Y N K O I K X I E S A E Z F B
G N I R E P A P N K T K O F B
K V N Y O U S Y F G O Y T E L
G C X G N I K C I L R A G D X
```

BANGING
BEVIES
COLLABORATOR
CONDEMNATORY
CURSORS
DITTOS
DROOLS
FORESHADOWED
FORWARDS
GARLICKING
INSEMINATES
INSOLVABLE
JOYED
KERCHIEF
LACED
LAYOVERS
LIMING
PAPERING
PSHAWS
QUAFFED
SMOKERS
SPITS
TOUCHES
TRUDGE

Assorted Words 48

```
M U L T I L I N G U A L T R Q
N O I T A C I D E M Q C R A F
D Y L N S S R E P P O H I D B
U E C M C E L A W O V A K I R
C G K O W O M E G X R R I C H
C N W C U G N M G A V T N A I
F E Q K U N N G U D I E G L R
R O H M M D C I R L U R W I R
Y P A D X O E I Y U G C A S E
I H R M E W D L L A O E F M L
N Y L G I S Q E C O R U N E E
G T L C Z E I O L A R F S G V
X E J O H S S S Z L R S E S A
R A L L E T S T T F E I C D N
A D G G O A L I E S O D M D T
```

AVOWAL	FOAMIEST	MEDICATION
CHARTER	FRYING	MIRACLE
COUNCILORS	GLUMMEST	MODELLED
CUDGELS	GOALIES	MULTILINGUAL
DEFRAYING	HOPPERS	NEOPHYTE
DESISTS	INCONGRUOUS	RADICALISM
DOWSES	IRRELEVANT	STELLAR
DUCKED	MARIA	TRIKING

Assorted Words 49

```
D I S R E G A R D I N G K O V
G X T T N E M T R O P E D X C
I N U C M A N T L I N G E C P
N M I U I S P A S T I C M D O
S O K X U T M A R A U D E R B
U N I W A C A L E N D A R E S
R I O T C F B R I L Y T I C T
G N N Q R Y L X C L Q H T R E
E K S S I O U Y F U B E I U T
N C G N I B B O L B A R N I R
C K P K S D B A G M W E G T I
E J T L S S E L I W L B R S C
S U O Y O J R R W T I Y M U S
S E I M Y T S G S J N X S Q B
D D I S G U I S I N G A W W C
```

ANTIABORTION
BAWLING
BLOBBING
BLUBBERS
BUREAUCRATIC
CALENDAR
DEMERITING
DEPORTMENT
DISGUISING
DISREGARDING
FAXING
INSIDERS
INSURGENCES
JOYOUS
MANTLING
MARAUDER
OBSTETRICS
RECRUITS
SPASTIC
STYMIES
THEREBY

Assorted Words 50

```
I A A D S E S P A L G H B X I
N G M V U P G G N I B B I J G
A R N Z D C O M E D I E S P F
R A F I L N C H O J R A O Y C
T M N X Z E U R S K L A T S U
I M H S J I N O I R U T N E C
C A E D G I H Y R T E K X L K
U R D K V O A C X G I B B T O
L I E N G O R G E S Y Q R C L
A A M E Z X C H P T L A U A D
T N S T O P P I N G A I L E B
E R E I N F O R C E S C V P S
Y K V C I N O I R T S I H E Q
Q E X P E R I M E N T I N G E
T N S S E N L U F T E G R O F
```

- APSES
- BARBERSHOPS
- CATECHIZING
- CENTURION
- COMEDIES
- CRITIQUES
- CUCKOLD
- ENGORGES
- EVILS
- EXPERIMENTING
- FORGETFULNESS
- GRAMMARIAN
- HISTRIONIC
- INARTICULATE
- JIBBING
- PLAYGROUND
- REINFORCES
- STALKS
- STOPPING

Puzzle #51
Assorted Words 51

```
H X K G P U R C H A S E R S D
Q A R U S T P R O O F E D T T
D F R B O M B I N G B S S R R
L O P D L S S E L W A L F E I
A R C H B I S H O P R I C A P
N S E Y S A T D J L O G E D S
N Y J T R N L H I B M S J I H
O T Y T S S O L E V A M L N O
U H S Y L A I I S L I E S G R
N I E Y G G O D T E Y S U I T
C A L O Z N S B E A P L I Z A
E S Q B W J A A B C R Y L V G
R T E C H S L M T S A R H T E
S H N X P E R I P H E R A L T
D P R E F E R E N C E E L N W
```

ANNOUNCERS
ARCHBISHOPRIC
AROMA
BLITHELY
BOASTER
BOMBING
DIVISIVE
DOGGY
FLAWLESS
FORSYTHIAS
HARDBALL
HYPES
MANGY
NARRATIONS
PERIPHERAL
PREFERENCE
PURCHASERS
READING
RUSTPROOFED
SHORTAGE
SIDECAR
TECHS
TRIPS

Assorted Words 52

```
B Y I M P E R M A N E N T V E
Y U X S E C U D O R P R E V O
K R S E E N C L A V E Y M F T
O O A U P L A T T E R S S C R
V D E L B I T S E M O C P M O
E A E U L X M T T I F J R L U
R R S T M O R M I H A Z I N G
S Y K N A L R W R L K E S S H
I K S M T P A O E G E H O B S
Z W S E F Z I U C L J B N W I
E B Q U R M L T T E F R E P S
P I D D L I N G S S Y O D S N
E Q Q F A L U S E N G O L O C
D N K Z C W O Q H X O D R O O
T R I P O S Q M U A Y C X L Y
```

- BELITTLES
- BROOD
- COLOGNES
- COMESTIBLE
- CONSTIPATED
- COROLLARY
- ENCLAVE
- HAZING
- IMPERMANENT
- LANKY
- MOLLUSKS
- OVERPRODUCES
- OVERSIZE
- PIDDLING
- PLATTERS
- PRISONED
- QUIRES
- TRIPOS
- TROUGHS
- UMLAUTS

Assorted Words 53

```
W O V A S I D E O O B A T T T
X B T G T G N I Y A R T R O P
T S S E R T C A F E N E B N S
Y K D S N L I L D I V F M N E
C L J E G D E R A H Y Q N T N
A K L S T N E M E S A B E F T
R S S A T A I G U I S P N D I
T S Y R N S R K G R S I D Q M
O G R A O O A E O A S S E J E
O R N E W E S E P O N U A S N
N R C I D A T R B U B S V R T
I D X H B E E E E S C E O N G
N B B Q A B E V M P X E R B Z
G C S F D R U P I I M W R A B
K Z W N U A D S S G L I F T S
```

ATTIRE
BASEMENTS
BEASTS
BENEFACTRESS
BOOKINGS
CARTOONING
CLASSIEST
DISAVOW
ENDEAVOR
GIVEAWAYS
GRASSIER
IMPERSONALLY
LEMURS
LIFTS
METEORS
ORCHARD
PORTRAYING
RECUPERATED
SENTIMENT
SNAGGED
SPEEDERS
SUBBING
TABOOED

Puzzle #54

Assorted Words 54

```
G N I T A N R E B I H M Z T V
Q U F N O I S S E F O R P I B
U G K B A N N E R I N G G O K
R G N I D N E C S E D N O C E
G F E F D E C A P S S K C I Y
T N P X O C Y X O P E G Z L B
S J I R P O Y L F F U R G K O
S T O C A R T I N G F N G P A
Z T E V N T E N S S F V B I R
Z U H M O A T S O M I H A W D
B U K G L I H L S T I T E I I
G S E C I E D N I I E L F Z N
A N B S T E H S E N O D I U G
B S H E I K H S K Q G N A N M
R B O Y I S H L Y J Z L Q S G
```

BANNERING
BOYISHLY
CARTING
CONDESCENDING
DEICES
DIGRESSES
ENHANCING
EPOXY

EXPRESSION
FOOTNOTED
GRUFFLY
HEIGHTS
HELMETS
HIBERNATING
KEYBOARDING
MUFTIS

OVOIDS
PACED
PRATTLING
PROFESSION
SHEIKHS
SMILING

Assorted Words 55

```
E X T E M P O R I Z I N G W Z
Q B R I S K S D E T N E L E R
F F W I G U C S T H R O U G H
P J G N R N O A E L B M U B K
H P S F S S I U N N Z M M O J
H C G E U R E L D K L J U O E
G N O L D A E H L I D U N L V
R T N I V V V I S E C R F D C
E R O C G H S N P I H E C W H
Q E R I U N S E T S W R D I A
U A R T K F I O X Y I S I V N
I T H I X D E W S D Z W O N G
T I E E R E T R O F M O C A E
A S A S H I N E P V P R L Z S
L E K N C R T P O M A D I N G
```

AVOWING
AWFULNESS
BRISKS
BUMBLE
CHANGES
COMFORTER
DECIDUOUS
EXTEMPORIZING

GONORRHEA
HEADLONG
HELLING
INFELICITIES
KNACK
POMADING
RELENTED
REQUITAL

SHINE
SWISHES
THROUGH
TREATISE
UNSET
WISPIER

Assorted Words 56

```
O I X L S E V L A V I B S Q P
A G L A D D E R I N G N T U R
C V H T G N I G N I P O U I O
P O Z E E L G F D M W E P R D
O L M X X F L A W E D P E K D
I I J P T B T G L D R A F I I
N B G N I T I M I L E D Y E N
T E S M N L V F D Z O V X S G
L R P I C D E V E E Z N O T S
E T I G T O E S W G R A S U N
S I N R I L W T L T P S R A R
S N D A N J L L A Y O U T D U
L E L I G B V L P R I Y U Z Z
Y S E N P Q L A S D C S B Z A
S T D E N I T O L L I U G A X
```

BIVALVES
COMPILES
CRATED
DELIMITING
DEVOUR
DEWLAPS
DREDGE
EXTINCTING
FLAWED
GALLONS
GIZZARD
GUILLOTINED
LADDERING
LATEX
LAYOUT
LIBERTINES
MIGRAINE
PINGING
POINTLESSLY
PRODDING
QUIRKIEST
SPINDLED
STUPEFY

Assorted Words 57

```
M R R B K W E D H E M A J M I
F Q E E O G S L E N I T C A M
Y R S I I S N T D T I G Q R P
K L A E T D L I N R F Y U Q E
R C S N C T O A D A U I G U T
M D O U K N I O O N R H G I U
X O E G O I E R M C E O D S O
G U A T N I N G G E R B N A U
L F C K S I C C R S G A M G S
A O P U G U T S E E D A H U I
D Q G T C V D H U N V L R C P
D S N I F F I R G L S I S A F
E F A M I L I A R I Z E D P G
S M A L S L O B B E R H P Q W
T P R O B O S C I S E F X D U
```

BENDING
CHARCOALS
DIVERGENCES
DUSTED
ENTRANCES
FAMILIARIZED
FRANKINCENSE
FRIGHTING

GARAGE
GIFTED
GLADDEST
GRIFFINS
GRITTIER
HURDLE
IGNORANTS
IMPETUOUS

LUSCIOUSLY
MARQUIS
MOODIER
PROBOSCIS
SLAMS
SLOBBER

Assorted Words 58

```
S C I H T A P O H C Y S P P T
D E R E T T U L F O Z C I E R
Z S D E F E N D A N T S F O I
P N N U J J B E X C E L S P P
X S T O M A C H S L N N S L L
G E D R I B A E S U M M T E E
U N M N S T E Q E D L W E D L
M M I Y S E I R R E B R A B U
W E O T Z E T S O P I R D I L
H S D S C D R A O B L L I B L
I H A I M A E K B P Z A L U E
N E S L A X P T Q A X D Y N D
I S Z M K S G M Q K N E K A O
N L C S E Z I G O L U E K K J
G G C Q I D E T A C H E S D E
```

ABATES
BARBERRIES
BILLBOARD
COMPACTING
CONCLUDE
DEFENDANTS
DETACHES
ENMESHES
EULOGIZES
EXCELS
EXPOSITIONS
FLUTTERED
LULLED
MEDIAS
OAKEN
PEOPLED
PSYCHOPATHICS
RIPOSTE
SEABIRD
STEADILY
STOMACHS
TRIPLE
WHINING

Puzzle #59

Assorted Words 59

```
W  I  Y  O  D  S  S  S  H  T  S  P  M  A  T
E  R  N  X  M  Y  E  M  O  A  U  B  J  H  L
E  O  A  C  O  U  L  C  E  G  D  G  A  A  P
K  S  G  G  L  D  F  D  S  I  G  O  R  W  E
L  T  H  G  G  U  O  C  E  E  U  I  G  G  S
Y  U  U  D  W  R  D  H  N  T  R  Q  E  A  X
P  C  B  O  O  G  I  E  T  A  C  O  E  S  P
R  C  O  L  L  A  T  E  S  R  M  E  U  R  T
E  C  U  N  M  A  K  K  V  M  O  E  J  L  Y
M  E  F  I  T  T  E  S  T  I  C  A  R  E  F
I  R  E  S  T  A  T  E  M  E  N  T  F  I  D
U  M  D  E  L  L  I  R  T  Y  S  G  R  Z  F
M  Y  L  B  A  R  E  N  L  U  V  I  C  B  R
S  A  L  U  S  N  I  N  E  P  C  W  E  G  Y
A  X  A  S  T  S  I  P  A  R  B  B  O  O  K
```

AGGRIEVING	FLUORESCES	RESTATEMENT
BOOGIE	INCLUDES	SOGGIEST
CHEEKS	ORTHODOXY	SWABS
COLLATES	PAGODA	TAMPS
CONTAINER	PENINSULAS	TRILLED
DEJECTEDLY	PREMIUMS	VULNERABLY
FIREMAN	RAPISTS	WEEKLY
FITTEST	REQUIEMS	

Assorted Words 60

```
O  U  W  P  R  E  D  E  S  T  I  N  I  N  G
W  E  T  T  E  R  H  I  N  O  C  E  R  O  S
C  D  Y  A  L  I  V  E  L  I  N  E  S  S  Y
C  O  D  E  I  F  I  T  A  R  Z  Q  B  S  T
D  E  N  Y  I  N  G  A  O  P  Q  A  N  Q  H
M  Q  X  G  S  P  I  N  D  L  I  N  G  K  O
Q  L  F  S  R  E  L  L  E  V  O  R  G  A  I
X  B  A  S  T  A  R  D  I  Z  I  N  G  I  M
N  R  C  B  P  I  T  S  E  I  B  B  A  G  O
H  W  H  A  M  S  P  U  T  Z  N  H  G  N  N
Z  F  Y  W  K  E  Z  V  L  E  Q  R  P  O  L
P  A  T  R  I  A  R  C  H  A  S  M  J  M  I
H  F  H  I  N  D  S  I  G  H  T  N  G  I  E
L  K  R  U  D  I  M  E  N  T  S  E  O  N  S
R  B  H  C  S  T  R  O  N  G  H  U  D  Y  T
```

BASTARDIZING
CONGRATULATED
DENYING
EMBALM
GABBIEST
GROVELLERS
HINDSIGHT
IGNOMINY
KINDS
LIVELINESS
MAGAZINE
ONLIEST
ONSETS
PATRIARCH
PREDESTINING
RATIFIED
RHINOCEROS
RUDIMENTS
SPINDLING
STRONG
WETTER
WHAMS

Puzzle #61
Assorted Words 61

```
C S B D E T R E V O R T N I S
T O E B D I S E M B A R K E D
A S N T J D I S C E R N E D W
R K E C A T R I A T H L O N I
T Y F D L M C E R R O O B A L
L S A S I U E A R E E P P D D
Y C S V Y L S R R U G D I W C
I R H S R A G I C E T G L C A
P A I Y P D D M V E T A O O T
L P O Z M B G H A E F N M L M
A E N F C C O N T I N U U M F
N R E B C B O X E R U G U O I
A S D P S E T A I T I V O N C
R E S O U N D O R E B B T M K
Q Q L G S Y A W E G A S S A P
```

BIRTHDAYS
BOXER
CIGARS
CONCLUSIVE
CONTINUUM
COUNTERACT
CREMATES
DISCERNED

DISEMBARKED
FASHIONED
GLIDES
IMMATURE
INTROVERTED
LOGGER
MOLDER
NOVITIATES

PASSAGEWAYS
PLANAR
RESOUND
SKYSCRAPERS
TARTLY
TOPIC
TRIATHLON
WILDCAT

Assorted Words 62

```
D V R T D Y L W P I G G I N G
C V H E T M L E U R V T F S Y
R H Z T M N S G V I H Y G P R
T C I F S O E S N I W V P U E
T H O R A D T M E I T D P T F
N A I A O F I S U R G A Q U I
E G D C T P N U G P D T M N
C R R E K I R E H C E Y U E E
T I E N R E N A R C Q T C R D
A N D K J I N G C N A R N Y G
R I G I J R A E S T O R D I R
I N I O G K V P D Y I O A W H
N G N I T N A N E V O C N F N
E A G N E T U L G R G Z S S M
F U B H H B N F Z A M G J K P
```

AFTERNOONS
ARACHNIDS
CHAGRINING
CHIROPRACTICS
COATINGS
COVENANTING
CUSTOMER
CYPRESS
DREDGING
FUNGI
GLUTEN
GRUDGINGLY
INTEGUMENT
LEVITATED
NECTARINE
PIGGING
REFINED
REPAIRED
SPUTUM
THICKENED

Assorted Words 63

```
T E G C I H U G A P H P U U Y
E S G N I P A J N F M Y N U K
S D E S I D I C A I E I Q Z C
T H E I M C E Q Y C R Z R A E
Y D E T R R N T U D E T H Y
E L E M N A O A E I S Z T M S
T N E C O U S T R M N O D L J
R N O R I R O N S T M G R S A
B E A E E T R M E N N L A F U
L D L N D C T H S P R E Y M N
W M X I G U N A A I S A R J T
V O N Y A E L I L G D I B Y Y
W S E L S N R L S M E A D C Z
A S U R E S T P A N D U F G Q
O Y T I D N U C O J I I N Z F
```

ALLUDE
ALTERING
BARNSTORMS
DISMOUNTED
DISPENSARIES
ENTRANCING
FROSTY
HEMORRHAGE
INSINCERELY
JAPING
JAUNTY
JOCUNDITY
LATTICED
METED
MOSSY
PIQUING
PREGNANT
RELIANT
SHRIMP
SUREST
TESTY

Assorted Words 64

```
G O R G A N I Z E D T K Z W R
N H R O M A N T I C I Z E S T
S K D E T A L O P A R T X E J
T N U O C S I V E L T N E G S
A Q K D D S M A L L E R X M Q
E T N G D E S E O U E B J A U
E N A O N E T E V S J L G C N
X N T M I I R N I E L B B I D
S U Q I O S H U I S N P R N E
F T S Z C C R S T A O E B T R
O R U L W E R E I U U C R O C
Z I I E A U M A P M F Q T S L
L A O E L O R E S S A C C H A
I C T Y S X G Q N H A F S A S
G V K G N I Y F I T N E D I S
```

- ACQUAINTED
- ASPERSION
- CALLUSES
- CASSEROLE
- COSIES
- DIBBLE
- ENTICEMENT
- EVENER
- EXTRAPOLATED
- FAMISHING
- FRIES
- FUTURE
- GENTLE
- GOALS
- IDENTIFYING
- MACINTOSH
- NUTRIA
- ORGANIZED
- ROMANTICIZES
- SARCOMATA
- SMALLER
- UNDERCLASS
- VISCOUNT

Assorted Words 65

```
D Y L G N A G N I W O R R A M
E E D B P D E F O R M I N G H
G E B R E A A V D S K V N A E
O N O B O R B R I O I U Z Z I
C N I X E W E A T R K U Q E N
D P C E B W S T T B H W T T O
G E Q V E W T E E E O S N T U
E R N T B P R H N L S A V E S
F F B O B B I N S D A K R X N
O O E X I L D D J C A W T D E
S R L R M H E D I T O R N K S
W M E G U N S H O T S L V U S
J I S S E N S U O L U R R A G
S N I Z Z E U M C T A P E R S
X G N O I T C U D O R T N I B
```

ABATES
BESTRIDES
BOBBINS
CUSHIONED
DARTBOARDS
DEFORMING
DROWSE
EDITOR

GANGLY
GARRULOUSNESS
GAZETTE
GUNSHOTS
GUNWALE
HEINOUSNESS
INTRODUCTION
MARROWING

MUEZZINS
PEEING
PERFORMING
SHRIVE
TAPERS
WEBBED

Assorted Words 66

```
T N S L D E T C U R T S E D O
O X S N O I T A U L A V E L L
W P S I I A P S L N Y F H G D
E S I S M A C S Q B R A O G I
R D E U E G L O F M Z W A F S
S E J V B N Y R M R S C V A T
X L H I O N T E B I M V F I
G I L A B T N E I B E E O Q L
U N S M R E P D R C M D N T L
I Q Q Q Y D G M I R O A O D E
L U R G M K C L U N A R H N R
D E B U N K S O I S G B T C I
E N K C X P G C V B N Z R A E
R C T R O L L O P E D O H E S
S Y T I C I L B U P R L C A D
```

ASSORTED
ATROCITY
BARRENNESS
BILGE
BONDING
CHAMBERLAINS
COMBED
CONSUMPTIVES

DEBUNKS
DELINQUENCY
DESTRUCTED
DISTILLERIES
EVALUATIONS
FRIEND
GUILDERS
HARDCOVER

PUBLICITY
SMOTE
TOWERS
TROLLOPED

Assorted Words 67

```
J K L D I S Q U A L I F I E D
D A N C E R S F L G C Y M N K
Y N S U O N E C R A L W I O R
I T A R G N I T A U Q E G N M
N T E R T Q F E L I F E R P O
T Z U K W N X I S S C T A L T
E W H T C H E F G P C I T U I
R D R A O I A M F U O P E S V
S R E L P R R L E V R U S E A
T E H V U R I H S U P E T S T
E P A N L G L A M R O F N I I
L L B P A O D Y L T R N V E O
L I K M S K S N N S E Z E H N
A E L Q R B V B A X A N C D A
R D E T A R O B A L L O C Y L
```

ABSOLVED
COLLABORATE
CONFIGURE
COPULAS
CORPOREAL
DANCERS
DENOUEMENT
DISQUALIFIED
EQUATING
INFORMAL
INTERSTELLAR
LARCENOUS
MIGRATES
MOTIVATIONAL
NARWHALS
NONPLUSES
REFILE
REHAB
REPLIED
RICKETY
SPOUT
TUTORIALS

Assorted Words 68

```
U  D  E  P  A  R  T  E  D  X  B  T  K  E  G
O  P  E  R  A  N  D  S  E  I  T  S  U  R  T
F  A  S  T  E  D  A  N  T  E  A  S  E  L  Q
C  S  D  I  A  L  L  I  O  P  Z  Z  A  U  L
O  P  T  C  S  R  E  T  T  O  L  B  K  L  H
R  I  B  N  S  E  E  G  A  R  F  O  T  L  U
N  S  E  X  E  P  A  L  I  C  E  F  S  E  M
S  Q  Z  J  Q  C  S  R  E  R  G  N  U  D  I
T  H  O  Z  E  N  S  R  B  C  D  R  I  B  L
A  N  T  E  D  A  T  E  E  T  C  L  U  H  I
R  S  R  O  P  U  T  S  L  F  L  A  E  N  A
C  X  E  I  S  O  Y  C  T  O  L  U  V  S  T
H  S  G  N  I  W  S  N  W  O  D  O  S  I  E
O  I  L  C  L  O  T  H  S  O  K  A  G  N  S
P  S  E  V  I  T  N  E  V  E  R  P  J  Z  I
```

ACCELERATED	DOWNSWINGS	LULLED
ADOLESCENTS	FASTED	OILCLOTH
ANTEDATE	GIRDLES	OPERAND
APEXES	GOLFERS	PREVENTIVES
BLOTTERS	GRUNT	STUPORS
BUFFOON	HUMILIATES	TEASEL
CORNSTARCH	INERTIA	TRUSTIES
DEPARTED	INSULT	

Assorted Words 69

```
S U T S P A R A L L E L I S M
K E T J L A W S U I T S G C R
P T I G N I C N U O N N A A P
H R O R N S V S D B P C D T O
O E M P A I E E R W E T D S U
S V P U R I Y S D A E D I M L
P E J F I E C S S E G E N Z T
H R M D O D W I P E R U G I I
O T E S E K O O F O T A S M C
R S L A T R O P L E I N D A E
U B P L A S T E R F N B A R D
S D E F I C I E N C I E S I C
S E Y L S S E L E M A L B A G
I L D E T R A E H T N I A F C
D A O X M O T O R M O U T H G
```

ANNOUNCING
BENEFICIARIES
BIOPSYING
BLAMELESSLY
DAREDEVILS
DEFICIENCIES
FAINTHEARTED
FLOWERPOT
GADDING
GIANTESSES
LAWSUIT
MARIA
MOTORMOUTH
PARALLELISM
PHOSPHORUS
PLASTER
PODIUM
PORTALS
POULTICED
REVERTS
SCATS
SUGARS

Puzzle #70
Assorted Words 70

```
U  J  S  D  G  N  I  Z  I  L  I  T  R  E  F
C  X  A  T  B  N  O  I  T  A  U  D  A  R  G
O  E  Y  B  M  E  R  C  I  L  E  S  S  P  F
U  Y  S  S  S  U  O  I  B  I  H  P  M  A  O
N  U  F  E  S  T  N  E  M  T  S  E  V  N  I
T  J  B  I  S  E  E  G  N  O  S  A  E  S  U
E  G  O  N  T  R  L  M  C  E  U  U  L  L  D
R  O  N  G  M  A  U  N  I  P  D  N  S  I  S
S  C  C  I  G  E  R  O  R  P  D  T  V  F
I  L  A  B  M  E  T  G  C  O  U  E  E  E  J
G  M  V  L  I  A  R  H  U  S  H  S  I  R  D
N  I  Q  F  F  H  T  S  I  S  I  F  N  I  C
E  G  N  I  S  S  U  F  T  N  L  D  X  N  Z
D  R  A  M  A  S  P  G  S  J  K  E  W  G  R
I  Y  F  O  R  E  G  O  I  N  G  S  P  Z  Q
```

ABSTEMIOUS
AMPHIBIOUS
CALFS
CIRCUITS
COUNTERSIGNED
DISCOURSES
DRAMAS
FERTILIZING
FOREGOING
FUSSING
GRADUATION
HORNLESS
INVESTMENTS
JOGGERS
MERCILESS
METHINKS
MOUNTED
RATIFY
REDDEN
SLIVERING
STEIN
TAMING

Assorted Words 71

```
M  S  U  O  N  I  D  U  T  I  T  A  L  P  I
I  E  X  H  I  B  I  T  O  R  S  O  G  P  M
N  F  G  N  Z  S  V  S  T  R  A  F  E  D  P
I  N  D  I  F  F  E  R  E  N  T  L  Y  J  R
M  N  O  V  E  R  S  T  A  Y  M  P  U  I  O
A  C  L  C  D  C  T  V  A  D  U  R  V  G  B
L  H  E  Z  E  O  S  T  X  C  I  N  C  S  A
I  A  G  T  T  T  B  U  X  N  E  O  L  A  B
S  M  R  N  A  R  R  O  W  S  Y  F  S  W  I
T  O  P  S  I  C  Q  K  L  A  U  R  E  E  L
S  M  B  H  L  H  E  T  A  R  I  P  A  D  I
K  I  Q  O  S  W  T  A  J  N  Y  P  W  L  T
Y  L  B  B  E  P  N  O  N  L  D  Y  O  S  Y
D  E  M  L  A  B  M  E  R  O  K  G  K  V  S
N  S  B  T  A  N  A  L  A  F  F  O  U  W  P
```

ARROWS
CETACEAN
CHAMOMILES
DEFECATES
DETAILS
DIVESTS
EMBALMED
EXHIBITORS
FROTHING
IMPROBABILITY
INDIFFERENTLY
JIGSAWED
LARYNX
MINIMALISTS
OFFAL
OVERSTAY
PEBBLY
PIRATE
PLATITUDINOUS
RADIOS
STRAFED

Assorted Words 72

```
N D E C I O V N I N E F R B
Z O B D I S P O R T S D C B T
A T I E E R E D N E F E D O K
W U C T S T Y P I E I G H R S
I W D C C M N X R J X L E T M
N A Y I I A I U Z F P I L H M
T J B X E V R R A V C M E O S
E F Q U U N I T C T R P N D C
R M S P R A C L X H U S Y O O
V U N C L E D E I E I I H N R
I E N G R O S S T Z S N Q T E
E T N E M I R E P X E G A I C
W F O R E F I N G E R S C A A
C S X G N I Z I L A M R O F R
V R E I M P O S E D S L L G D
```

AUDIENCE
BESMIRCH
CIVILIZES
COLLIER
CRUISER
DEFENDER
DISPORTS
ENGROSS
EXPERIMENT
EXTRACTION
FOREFINGERS
FORMALIZING
GLIMPSING
INTERVIEW
INVOICED
ORTHODONTIA
REIMPOSED
SCORECARD
TAUNTED
UNCLED

Puzzle #73

Assorted Words 73

```
L K C A P K C A B Q E X O V V
R E S G N I K C A P A Y E E V
P E T A U T C U L F R A D R R
D A N S L G H M H J T K S I Q
S E D N A I N E J I H K P T H
M F L A U P S I M R I E R A R
A L V L S R D P P S E D E B R
T A P H E H D E E P R G E L F
T U C O A B B A R D A E D E U
E T B V G S G O O U S L O O A
R I Y L T E W N A R N D S G C
I S T S N O I T A R B I L A C
N T C Q P S U M M E D N L S E
G S F B G O V E R N I N G C P
S N A V I G A B I L I T Y P T
```

ACCEPT
ANTHEMS
BACKPACK
BELLED
CALIBRATIONS
CODGER
DASHBOARD
EARTHIER

FLAUTISTS
FLUCTUATE
GOVERNING
INURED
LISPED
NAVIGABILITY
PACKING
PASTEL

ROADRUNNER
SLAPPING
SMATTERINGS
SPREED
SUMMED
VERITABLE
WETLY
YAKKED

Puzzle #74
Assorted Words 74

```
U N L A C E S H T E I T R O F
K S E H S A L U O G V P E G S
X C O N S T R A I N D K D L L
F E R R E T I N G X V L H I I
M Y X H W M Y N L Y K Z E V M
L H S I R U O L F A L M A I N
U W S E N L N W D C C B D D E
T S A L M D B E R X Y I E Q S
D A R W E A E N D O S A G E S
S E T E Y P N D G L H Y C A F
A A T I K C A N O N I C A L M
N L I R B A S H E U U V N X V
F T L D I A B R C D D E I A S
Y L Y I E G H S E I T N A C S
K L R Z V M Z R A V I N E D Y
```

ANCHORWOMEN
BAKERS
CANONICAL
CHAPELS
CIVIL
CONSTRAIN
DOSAGES
FEEBLY
FERRETING
FLOURISH
FORTIETHS
GIRTED
GOULASHES
HABITAT
LIVID
MAGICAL
MANNED
MEDIAS
RAVINED
REDHEAD
SCANTIES
SLIMNESS
UNLACES
VILLA

Assorted Words 75

```
M K X T W K D E G U O G D O D
Q I G G F L I N T I E S T Y O
S D S N V K R A U G A J Z G U
P G Q F I S E O H S W O N S T
T O Y D I V T G N I T U O P R
S N S C E R O C N J Z C V R E
A E E C A X E L E N N U F E A
U E H M I R P D R L Q Q Z F C
F Q G S I T I L S I L I C I H
K K M U I D A P E T N O L G I
B R E V O N E M S T E G C U N
B M R T Q R R P O N I G L R G
P E T R O L E U M R O V E E L
R O O M M A T E F I H C E B T
A P I G N I F I N K K C A J P
```

BEGETS
CHROMATICS
COLLECTS
CONSPIRACY
EXPLETIVE
FLINTIEST
FUNNEL
FURNISHES
GOUGED
IMPEDIMENT
JACKKNIFING
JAGUAR
LOVING
MISFIRED
OUTREACHING
PETROLEUM
POUTING
PREFIGURE
RINGLET
ROOMMATE
ROUGE
SNOWSHOE

Assorted Words 76

```
U  F  R  A  I  L  T  Y  R  E  G  A  L  E  D
W  P  N  O  U  R  I  S  H  X  N  U  C  C  C
Q  R  P  M  E  H  I  M  E  L  O  D  I  C  S
U  A  L  C  U  V  U  E  C  S  T  U  H  S  I
I  N  K  O  M  K  I  M  G  S  U  O  W  S  N
N  K  U  N  U  F  A  S  B  N  F  C  S  N  F
T  S  C  V  F  G  T  O  C  L  I  V  U  U  L
E  T  B  A  T  H  R  O  B  E  E  N  I  A  E
T  E  I  L  I  C  U  U  R  Q  R  N  A  M  C
S  R  E  E  H  J  E  N  R  T  C  A  E  E  T
K  S  J  S  E  P  G  T  E  J  E  W  T  S  M
L  O  Y  C  U  E  D  L  E  M  R  Q  Y  E  S
M  I  P  E  M  F  L  U  I  D  L  Y  M  V  S
M  Y  L  D  J  S  G  N  I  O  G  T  U  O  L
S  P  A  N  K  S  E  S  I  W  R  E  H  T  O
```

BATHROBE	HUMBLENESS	OUTGOINGS
CAUCUSES	INFLECT	PRANKSTERS
CONVALESCED	MEANING	QUINTETS
DETECT	MELODICS	REGALED
EVISCERATES	MUFTI	SHUTS
FIERCER	NOURISH	SPANKS
FLUIDLY	OAKUM	TORTE
FRAILTY	OTHERWISE	

Puzzle #77
Assorted Words 77

```
B T H G I N D O O G E J N U F
T O F O D E V E L O P M E N T
R O M O P E V I T C E J B O X
H G Y B P T U O Y A L J F A G
A S N R A Y I F L U K I E S T
N I E I A R C O D C J J S L P
D N R L T C D A N U V U L E E
S V U G B R C M B S B M O V D
O O S E S I E E E I D B U I I
M K H B A T T X P N L L G T C
E E E J X I Q A E G T E H A U
N D D Z C C Z K P J S S C T R
E S T O P S E D D M T W D I E
S L F S D A O L N W O D G N S
S W V G N I P P I L F C D G G
```

BOMBARDMENTS
CAUCUSING
CELIBACY
COMPATIBLES
CRITICS
DESPOTS
DEVELOPMENT
DOWNLOADS
EXERTING
FLIPPING
FLUKIEST
GOODNIGHT
HANDSOMENESS
INVOKED
JUMBLES
LAYOUT
LEVITATING
OBJECTIVE
OPTIONS
PECCARY
PEDICURES
RUSHED
SLOUGH

Assorted Words 78

```
D I N A R T I C U L A T E Q P
A E G N I W O L L I P O O S R
N R B D M E T R O M T S O P O
D L C R O S S E S T T T T R F
L H P J A M S I R A H C H E I
E D B T I B F V N H B Y E C T
S S E N E V I T C E F F E E A
E H K I O O Z O J U S G S D B
S T S R X O Z F X O O W M I I
H L A G S L E E H W Y L F N L
A L R E S I S T E R H R F G I
R O V E R T O N E S A I I L T
P X Y L E U Q I L B O L L D Y
E S U O H Y A L P K F T I E E
N E J F L O W L I E S T C S S
```

- BARBED
- CHARISMA
- CROSSEST
- DANDLES
- EFFECTIVENESS
- FIZZES
- FLYWHEELS
- INARTICULATE
- JOYRIDE
- LAUREATE
- LOWLIEST
- OBLIQUELY
- OVERTONES
- PILLOWING
- PLAYHOUSE
- POSTMORTEM
- PRECEDING
- PROFITABILITY
- RESISTER
- SHARPEN
- WHILES

Assorted Words 79

```
R Q V R B A N E D G U V T U U
E D A S N O I T A I C O S S A
F G N I G A S E R P U Q L V W
R O S X Y A M A T E R N I T Y
A V Z E F L I P E C A C P P Y
I E H F D D L E X D B Q R O F
N R E G N I F A H C L J O I P
B W I N Z P S B S T E M M N E
E R D M D S Q L Q U U U I S N
D I L H C O A U L E A S S E C
T T E V E M R X C I E C S T I
I T N A V A H S I X H L O T L
M E E S Z N D P E I O E R I L
E N S J L I B Y G R V D Y A E
S F S E N A L P O R D Y H S D
```

ASSOCIATIONS
BANED
BEDTIMES
CAUSALLY
CHAFING
CURABLE
DIPSOMANIA
ENDORSER
HEADY
HILLSIDES
HYDROPLANES
IDLENESS
IPECAC
MATERNITY
MUSCLED
OVERWRITTEN
PENCILLED
POINSETTIAS
PRESAGING
PROMISSORY
REFRAIN

Assorted Words 80

```
A D U Y G N I R R E F E R P P
Z P E M J B D T T G I L D I E
E B P K S O S T V M D B I N R
I T O A C D T V K L U O S F S
P N A D L I N S O Y C U S O U
R R H L K L R A E W I N O R A
A O E I P Y I B S Y A C L M S
C B B P B M G N I T R E V A I
T J U O M I E O G M I P E T V
I Q E S T E T T L G E F S I E
C M Z W Y I T I N O S S U O L
A W Y I E W C S O O I B T N Y
L Y N A X L O S I N C T I A R
L C C A L L E R S D S T E L M
Y T A C K L E R K T O U C A N
```

APPALLING
AVERTING
BODILY
BOUNCE
BRICKED
BUSYWORK
CALLERS
CONTEMPLATE

DISSOLVES
DISTEMPER
ETIOLOGY
FIDUCIARIES
INFORMATIONAL
INHIBITIONS
JEWELER
PERSUASIVELY

PRACTICALLY
PREFERRING
ROBOTICS
SANDS
SPRYEST
TACKLER
TOUCAN

Assorted Words 81

```
S E R U M S T P I R C S B U S
Y A Q E T Y B O L I K S V H V
S G R E I T R A N S I T W D E
K R D D S P G A C C A R Y U
D O E O I X T O N O U T E N N
F I O I T N S V M O A I E L Q
S L A G H S E T Q K I S L O U
A E E M Y S E D U B Q T E L O
U G N S E D A K C O C I C F T
S C Y A H T E C E O H C T I E
A N F L R L E L H K Y S I N D
G R O D J B Y R B L Y J N E J
E Z J S Y P M F S B G W G R G
D W G W A I F E D E O T P I T
S E L C R I C I M E S G D P L
```

CASHIERS
COCKADES
COOKBOOK
DIAMETERS
DICTIONARY
FINER
FLESHLY
GOBBLEDYGOOK
KILOBYTE
MEMBRANES
REELECTING
SARDINED
SAUSAGE
SEMICIRCLES
SERUMS
SHOUTS
STATISTICS
STODGY
SUBSCRIPT
TIPTOED
TRANSIT
UNQUOTED
WAIFED

Assorted Words 82

```
A T M O N X M F J P K H C H Q
M Z K H D E T A T I L I C A F
U C D C H J T C S A H I B A W
Y R N O R T H E A S T W A R D
G Y K D Z H Q S Z Y E S I O G
V S B P A I S L E Y D S H P Q
L T A L E D I C I T C E S N I
M A T Z O T N D E X A M X O N
E L I U J H S K L U S G N O R
J I E N C O D E S L A T O T P
T R H C O F O R P H A N A G E
S A X C F L O U X P T G I K A
E N H D P R O L I X I T Y M A
X J N O I S I C E R P L L T X
D E N R E V O G S I M A F K F
```

ASSESSOR
COLONIAL
CRYSTAL
ENCODES
FACES
FACILITATED
FLIPPEST
GATES

INSECTICIDE
MATZO
MAXED
MISGOVERNED
NORTHEASTWARD
ORPHANAGE
PAISLEY
POXED

PRECISION
PROLIXITY
SAHIB
TOTALS

Assorted Words 83

```
M U P Q M S I R E E L E C T S
T D Z N P J S N S T E E P S O
X D E D D B R E D P Z H A C M
V Y T C E E R E L I R A C R E
I S R O E T T E H P C L A E W
M W S E R I N E M T L T V P H
P E Q N T G T E N M A E K R E
L E X A E T A F M O U R H O R
O T F S U V O N U E Y S G V E
D E Y L E T A L I L L A D E C
E N W K M D U R G C N P B I D
S G U R G L E S F U S E M U M
J S E G N A R R A S I D S O H
C D E M O O R A B S I D S S C
E I W G C S E V I T I S O P M
```

BAYONETED
BREDES
COMPLEMENTED
DECEITFULNESS
DISARRANGES
DISBAR
GURGLES
HALTERS
HELPLESS
IMPLODES
INDICT
LATELY
LOTTERY
MIDSUMMER
ORGANICS
POSITIVES
RATHER
RAVENS
REELECTS
REPROVE
ROOMED
SOMEWHERE
STEEP
SWEETEN

Assorted Words 84

```
C E X T E M P O R I Z E D G O
I G Y S L I A N R E G N I F I
O P O R K N R E T N U O C N E
I Y N O D B F L U F F I E S T
N O I T C E F F A G F U F T I
S J F A S S W P Y L L E Z E H
N F T T D E C O N J O I N E D
O O G E S E C N V D T W E P M
W R X S C C H A S A E E I S T
D E L I G H T S R F R P N S T
R B B Q C I N S I B R G P O H
O O A Y B N Y I E M M O X I R
P D O D O G L B C L E E Z G T
R E G R E M F Q I A A L F E K
Y D S L O P P I L Y L H B C N
```

AFFECTION	EXTEMPORIZED	ROTATES
AVOWED	FINGERNAIL	SLOPPILY
BESEECHING	FLUFFIEST	SNOWDROP
BLEMISHED	FOREBODED	STEEPS
CONJOINED	FROZEN	TECHNICAL
DELIGHTS	HALEST	TENOR
EMBRACES	LOWISH	TIPPED
ENCOUNTER	MERGER	UGLIEST

Assorted Words 85

```
O I N T E R S T E L L A R P U
R S T N A L P M I A M Q H A O
E T I R Y G N A M T F W Z U G
S D I S P L A C E L X Y T X C
I B O G E Y D Y L L A N I F
S L S S Q X T S I M E H C L A
T N I N Y Z G R U U C V N I Z
I F O J D E I D O R A P F A S
N E N O B N I H S C T A N R H
G N S L L A B D N A H S G Y R
Z S D U O L C H F K I E B P I
V M S E S S A P M O C T E A V
T E P P I N S B O N I E R A I
Q R V L B M R E D Y H C A P N
S E D A R G N W O D U M H E G
```

ABSTRUSELY
ALCHEMIST
AUXILIARY
BALLOONS
BOGEYED
BONIER
CLOUDS
COMPASSES
DISPLACE
DOWNGRADES
FINALLY
HANDBALLS
IMPLANTS
INTERSTELLAR
MANGY
PACHYDERM
PARODIED
RESISTING
SHINBONE
SHRIVING
SNIPPET
TROCHEE

Assorted Words 86

```
V W C N H H O B B L I N G C Y
L E S O C P R E C O C I O U S
O P N C C L T Q T F T Z W M P
J H H I A K I N U S K Z O U R
T E E M M L I N E W I F P F O
S M A D M A N E K I I B D X F
D E C H A N T E R S R M U J O
T R C P Y U Q S W L K U L C U
E A A T B R S R I S E K R T N
A L T P I O P E J H D H I P D
C M R Q O O O I L R I U S L E
H Q E D P E N K I A N T A U R
E C N V F G L I S A N A N A B
R W V K F D S L E K C I N A V
O B S E R V A T I O N S F B V
```

ANTIHISTAMINE EPHEMERAL   PRECOCIOUS
BANANAS   FINALES   PROFOUNDER
BOOKS   HOBBLING   PRURIENT
BUSHEL   IRKED   SECTION
CHANTERS   LEOPARD   TEACHER
CLINKS   MADMAN
COCKIER   NICKELS
CUBIST   OBSERVATIONS

Assorted Words 87

```
I P R O C R A S T I N A T E N
M C G T T P E L A A C H H D I
P Y Y N N K C I U E Q Z C H T
E C T X I A D R L A X I P C R
R G R T E N R B E D H K Y V A
I O A G A I I O L A N R X D T
A O Y D N B R F T L M E E X E
L B P L F I R E E C E E I V D
I E D S D L T V P R E G D R O
S R L S O N I C C U P P A C F
T S W W G A O E E A L Z X T Z
S H O W I N G F S R V S K E O
I M A G I N A B L E I E I B S
N M O B I L I Z I N G D D N U
G O A T S K I N S K N U T S G
```

BATTY
CAPPUCCINOS
CAVED
CREAMED
DIRECTING
EXPECTORANT
FONDLY
FRIENDLIER

GADFLIES
GOATSKINS
GOOBERS
IMAGINABLE
IMPERIALISTS
LEGATO
MOBILIZING
NITRATED

OVERHAUL
PROCRASTINATE
REFINING
REPULSING
SHOWING
STUNK

Assorted Words 88

```
N T D N W Y D M U T I N I E D
D N S N R I S E H C T A W S L
I E X E U E N S F W B G A K M
N E K A I O K I E E P E L J S
T Z T L I P P A T V I L Q R X
E T H A A C A O M I I R E C M
R X Y B R H E O R W A R B K J
M Q M I T E C C S P A T D E J
I R I I I B V G A N G L I A D
N N M I F Y M E S P F F Q O C
G E M S I C I S S A L C O F N
L Y U C C U T B A S E N E S S
E A F T E R M A T H A V A N I
S H V R S E R U T R A P E D Y
C I H P Y L G O R E I H D H F
```

AFTERMATH
ARTIFICES
ASSEVERATE
BASENESS
CHALKED
CLASSICISM
DEBRIEFED
DEPARTURES
DRIVES
GANGLIA
HIEROGLYPHIC
ICECAP
INITIATION
INTERMINGLES
LAWMAKER
MUTINIED
PROPOUND
SOAPIEST
SWATCHES

Assorted Words 89

```
K  B  A  T  T  I  E  S  T  A  E  A  E  D  S
R  N  B  C  S  S  T  A  R  T  I  N  G  E  U
E  P  A  Y  F  M  D  O  L  E  F  U  L  C  N
D  G  P  I  T  L  O  R  W  E  N  M  Y  O  B
E  Y  I  A  R  I  E  O  O  S  L  O  E  N  U
P  N  H  G  T  O  R  E  T  C  E  K  T  T  R
L  E  A  C  O  C  T  E  T  H  C  U  L  A  N
O  H  D  R  T  L  H  S  T  E  E  A  Z  M  I
Y  X  E  M  H  A  O  Y  I  X  S  S  H  I  N
B  I  F  C  O  S  C  A  C  H  E  T  I  N  G
C  W  U  E  K  S  R  E  K  A  T  D  X  A  C
Z  G  N  I  N  I  A  R  T  S  N  O  C  T  Q
O  P  C  W  A  C  S  E  I  P  P  U  Y  E  A
N  R  T  W  O  S  D  E  E  W  K  L  I  M  I
A  P  E  R  V  A  S  I  V  E  Z  S  G  I  C
```

ACCORDS	DEXTERITY	REDEPLOY
BATTIEST	DOLEFUL	SMOOTHES
CACHETING	FLEETEST	SUNBURNING
CATCHY	GIGOLO	TAKERS
CLASSICS	HISTORIAN	TARTING
CONSTRAINING	MILKWEEDS	TONER
DECONTAMINATE	PATCHY	YUPPIES
DEFUNCT	PERVASIVE	

Assorted Words 90

```
I S H R U B B E R Y F V N T V
F U N N E L E D M L U C I D E
D Y S T U L V N D U Q E M L R
O A Y H N G L O T E S R L U I
G K W S I E N U L S I B H Z T
G I F N T N G I F L R R U T I
O N B Y E N G N R R E U R S E
N G D B Z D E L A E A Y C E S
E F A E P D H D I T D E E S F
R I P I S H O N N N Y N F D H
G S I E I O S I O E G R U O B
A H R U I P P B O B C A T S T
S E O R Y T B X G O O S I N G
Q R S E V I T N E C N I A N L
T A R I N G S A L L I T N A M
```

ASCENDENTS
BOBCATS
BOURGEOIS
CURST
DAWNED
DOGGONER
EXPOSED
FEARFULLER

FERRIED
FUNNELED
GOOSING
INCENTIVES
KINGFISHER
LUCID
MANTILLAS
SHINGLING

SHRUBBERY
SUBSUME
SUNDERING
TANGENT
TARING
TYROES
VERITIES
VOLLEYED

Assorted Words 91

```
P G N I C I O J E R H D O Q E
U A M M O L C H I P P E R M K
N O I T A R U T A M P B C P H
I V N L N P D Q W E L A H I S
S B I E L P I T L U M T I L E
H P S R A H S F R A M E D A N
E T D E G G A R D W G D S G S
S T A R P S V G E Q A X Q N U
L I I J S U O T I U Q I N I A
S E U H B W W O R I E N T A L
M R G E L B A R E P O N I P K
X I L G R M L W E S I A R P O
P X S S E N S S E L M I A E B
O F F E N D N O S E X I E S T
O Z I M P I N G E M E N T Z T
```

AIMLESSNESS
CHIPPER
DEBATED
DISAVOWALS
DRAGGED
FRAME
IMPINGEMENT
INIQUITOUS
INOPERABLE
LAGNIAPPES
LEGGED
MATURATION
MINIS
MULTIPLE
OFFEND
ORCHIDS
ORIENTAL
PRAISE
PUNISHES
REJOICING
SENSUAL
SEXIEST
SPRATS

Assorted Words 92

```
B U T T E R F L I E D Y S A R
F I E S E S S E N T I W E Y E
H D R L N N U S E U V E R K C
F M E D U O H A I E V A T A O
G Z R T H T I H P N M R S F N
E T L A A O S T O X G Y H O C
N L O H G T U U C O H E X P I
E N C K X B I S P U D N S A L
T G N I L L E V E B D O U Q E
I U Q D S U D L A S Y B O U D
C R E D N U H T C R S R A E F
I G K S P A C B U H G P U D D
S U S T S I G O L O I D A R O
T Y Q Z N F E P R E G N A N T
S D E S O P P U S E R P G T T
```

ABDUCTIONS
BELCHING
BEVELLING
BIRDHOUSES
BUTTERFLIED
EYEWITNESSES
FEARS
GENETICISTS
GRAVITATED
HOODOOED
HUBCAPS
OPAQUED
PAUSE
PREGNANT
PRESUPPOSE
PUSTULE
RADIOLOGISTS
RECONCILED
REVUES
SINGES
THUNDER

Assorted Words 93

```
N R U D O V E R S T O C K E D
B E E S R E T T E L S W E N V
S D B G Q S T H T G E K N H K
R U A G R I O O R E A V Y F V
I N O A M E N D M E N T I Y D
D D L I Y A V C R E B D N N K
D A N G C A V I U I T B E I S
L N S D I A L P D B A A U R V
I C P M C T R A J E A H L L S
N Y I P P E D G T P T T E A B
G Z I M P U L S I N G C O V P
S L A U D I V I D N I Q A R K
S H O R T N E S S O N I X X Y
G N I T H G I L D O O L F T E
Q S S E N I H C N U A R X Y K
```

AMENDMENT	IMPULSING	REDUNDANCY
BLUBBER	INCUBATOR	RIDDLING
DIVERGE	INDIVIDUALS	SHORTNESS
EMOTE	NEWSLETTERS	SNIVELS
EXACTED	OVERSTOCKED	TENDERS
FLOODLIGHTING	PALATE	VINTAGE
GRACIOUS	PLAIDS	YIPPED
HAIRDOS	RAUNCHINESS	

Assorted Words 94

```
M I B Q K I V R G N I M M E L
A N Z R C P Y S M O S Q U E S
W T J E E B C L E S P O O T S
X O S V K A A D R I D L U O C
S L E E F L S E L E C T I V E
I E C R S L L T Z M G A R G Y
N R D S I O S Q E A V N N R N
F A P E C O L R B D M N I U J
E N R D G N B C A L F A R G L
R C R E B I S J B E R E A V E
E E C H A S T I T Y R T V M H
N A A O U T V O T E S R L L F
C W X J S S P N D E G G A R B
E G N I T C A R E T N U O C S
S E M A R V E L O U S L Y Q D
```

AMAZE
ARREARS
BALLOONISTS
BEREAVE
BRAGGED
BREASTED
CHASTITY
CLOSEST

COULD
COUNTERACTING
ELECTIVE
FEELS
GINGERLY
INFERENCES
INTOLERANCE
LEMMING

LUNACIES
MARVELOUSLY
MOSQUES
OUTVOTE
REVERSED
STOOPS

Assorted Words 95

```
H A R D W O O D S M O S S E D
R N H E E D K Y L E B B L G J
O L R X P I E Y L O T U J X R
O R C C S X G H X D W A X L Y
S I Q L T D E O S C N B D B B
T W N U G E E X O A I O P B
E X R S J N I B A B E K F O U
D I Y I U U I T Y B C L S O W
S I M V T R A C L A L K N J D
H T A E B E E G S G D N N U B
U S M L Y S R D C E R E B R A
K N U Y G Z G S S E L U K M W
R G O R G E O U S L Y A Q A D
E Y A M C O N C L U S I O N S
E M X Y C N A T L U S N O C N
```

BOOGIED
CABBAGE
CEREBRA
COALESCING
CONCLUSIONS
CONSULTANCY
CRUSH
DAYBEDS
EXCLUSIVELY
FONDLY
GORGEOUSLY
HARDWOODS
INSUREDS
LOWBROW
MOSSED
ROOSTED
UNLEASHED
UPDATES
WRITERS

Assorted Words 96

```
U  S  L  O  E  L  U  S  I  V  E  L  Y  S  G
A  O  E  L  U  C  P  P  M  A  O  W  U  T  R
T  S  E  H  E  T  I  O  S  R  E  N  N  I  D
N  D  S  D  P  W  R  V  O  A  L  S  J  N  L
R  S  I  O  U  O  E  A  I  B  I  Y  L  G  E
D  H  E  R  C  P  R  R  G  L  T  T  W  R  P
R  E  R  G  B  I  L  T  A  E  I  H  N  A  R
A  E  L  S  A  Y  A  I  S  F  S  Z  A  Y  O
W  N  Y  D  E  R  H  T  C  A  M  A  I  S  U
B  F  C  O  N  T  U  S  E  A  T  H  Y  N  S
A  Y  L  S  U  O  Y  O  J  D  T  A  O  Y  G
C  S  D  O  H  T  E  M  C  D  A  O  C  H  P
K  J  H  B  S  D  L  A  C  S  G  H  R  G  Z
S  R  E  T  T  I  B  M  E  L  I  F  D  S  Z
X  K  Z  G  N  I  S  I  A  I  L  D  E  G  K
```

ARABLE	DUPLICATORS	LIAISING
ASSOCIATED	ELITISM	METHODS
CATASTROPHES	ELUSIVELY	OUTRAGES
CIVILIZING	EMBITTERS	SCALDS
CONTUSE	FAREWELL	SHEEN
DINNERS	HYBRID	STINGRAYS
DISCOURAGES	JOYOUSLY	
DRAWBACKS	LEPROUS	

Assorted Words 97

```
E  I  Y  O  B  Z  M  B  O  Q  U  E  P  O  H
K  R  M  G  N  I  S  A  E  R  C  N  E  I  H
I  G  D  P  A  Z  P  C  E  O  T  C  R  N  I
N  Y  E  Z  B  B  A  K  U  L  P  C  C  V  R
T  M  S  L  S  F  O  D  D  R  D  P  H  A  R
E  N  C  N  C  D  Q  R  E  V  N  M  A  L  I
R  O  E  S  O  R  E  O  T  L  H  H  N  I  G
V  S  N  L  N  Z  U  P  F  I  U  Q  C  D  A
E  P  D  G  D  A  A  S  P  F  O  A  E  A  T
N  E  E  I  E  P  T  L  H  A  A  N  H  T  I
T  R  D  F  D  I  E  S  B  E  N  T  I  I  O
I  M  O  T  I  O  N  S  P  T  D  T  S  N  N
O  N  V  Z  D  E  Z  E  P  A  R  T  A  G  R
N  O  I  T  A  Z  I  R  O  T  C  A  F  C  L
S  W  H  A  V  E  R  S  A  C  K  S  H  Q  X
```

ABORTION	FACTORIZATION	PERCHANCE
ABSCONDED	GYMNOSPERM	RUSHED
BACKDROP	HAULED	STAFF
BLAZONS	HAVERSACKS	TRAPEZED
CAPSTANS	INTERVENTIONS	
CATNAPPED	INVALIDATING	
CREASING	IRRIGATION	
DESCENDED	MOTIONS	

Assorted Words 98

```
A V H A R K E N I N G N V R E
T S E V E R A L L Y V O A S Z
I N O I T C A E R J D N F P R
X F A L O I V K U Z M L F I E
N D S L S D R A Y E I I E N P
S O O T A K C O C L S V C A R
S U I S H H R L V E E I T C E
P B O T A G N A J C R N I H S
E T K G A N M I M T I G O O S
E L V F T R D U N I E P N B I
C E I D L F T Y G N S G S L O
H S P I R A T I N G F T H A N
E S W O R L D S B B Y F M T S
S E T A I T I P O R P E Y E D
N T B R F P E R S U A S I O N
```

AFFECTIONS	MARKS	REACTION
ARBITRATION	MISERIES	REPRESSIONS
ASPIC	MUGGY	SANDY
COCKATOOS	NONLIVING	SEVERALLY
DOUBTLESS	OBLATE	SPEECHES
ELECTING	PERSUASION	SPINACH
HARKENING	PIRATING	VIOLA
INHALANT	PROPITIATES	WORLDS

Assorted Words 99

```
S T S D J L C R L D R B P I Y
D D S E V A G O E L U T O I D
E V I N M X S N N B P A L N S
C T E O O O S S I S I C I C T
O R S G V I T S A L T F C L I
N I S E D S T C S U D R Y O L
O S J E I E T A I E L D U S L
M S H S V K R S U T N T A E S
I P E A H R A I E L O O S S D
C A X H R E A E P R A N G S L
A D I H C P N C R S K V P Y H
L I T F H I E I Q C A C E Y B
L N E N I K R S P W U Z A R H
Y G D U Q V Z N T L W O G B V
J U G U L A R S E D A U M Y J
```

ALPINE
ASPIRED
ASSAULTS
BACKRESTS
BYGONES
CARVES
CONSTRUED
CREAKIEST
ECONOMICALLY
ENRICHES
EXITED
FIBER
HYPNOTIC
INCLOSES
JUGULARS
POLICY
REVALUATIONS
SADDLING
SHARPEST
SPADING
STILLS
TOMES
VOIDS

Assorted Words 100

```
A F M T R O T S E F I N A M F
N N P K C R E A T I V E L Y R
F A T H O M I N G Z G B N E I
I K E H G N I A R A C S A M Z
M I L D E G A L F U O M A C Z
S N O I T R O P P A R D P W I
H E S G D F I N S E T T E D E
E M Y U N A B U T H S A W E S
E A V B O I M K G W X Y K C T
R T S U O I T N E I C S N O C
E I R V C P P R S M A L L R G
S C A L S U B M E R S E X A Y
T R O W E L S Z I X M C L T W
Z U S D W S G R O V E L L E D
X T S I R O T O M E I O G C C
```

ANTHER
APPORTIONS
CAMOUFLAGED
CONSCIENTIOUS
CREATIVELY
DAMNS
DECORATE
EXERTING
FATHOMING
FRIZZIEST
GROVELLED
IMPIOUS
INSETTED
KINEMATIC
MANIFESTO
MASCARAING
MOTORIST
SHEEREST
SMALL
SUBMERSE
TROWELS
WASHTUB

Puzzle #101
Assorted Words 101

```
M E I G N I T C E P X E D W E
E C B N E Y G M U T N A U Q X
L H M E S C L A S P S I W K I
O A T S X T S C K U F G J V S
D C N R E C R I D A B U Q N T
I S G N A T R U S E N F L E E
C A G N I E A E C O Z D T S N
A N H D I H H R S T C O Y M T
L D K K E L I S A C I R O T I
L W M M E L B L I L E N A Y A
Y I D I M A T R A D I N G N L
B C X D T M A S U T N H C I X
J H L A M B E D A B O E X E F
M E D I C I N E S C A R I E S
E S X N G G G N I Y A R O F P
```

ADMIT
ANNIHILATOR
BURBLING
CARIES
CASTLED
CLASPS
CUPFULS
EXCRESCENCES
EXHILARATES
EXISTENTIAL
EXPECTING
FIENDISH
FORAYING
HEARTH
INSTRUCTING
LAMBED
MEDICINES
MELODICALLY
NARCOSIS
OOZED
QUANTUM
SANDWICHES

Assorted Words 102

```
Y O J R T Y Q E S O D R E V O
E F O R E S A I L S E X A M S
B P L E A S U R E D H N P S Z
S S R O S I V R E P U S N T G
H B C S E T O M E R M X O E N
O E H R X V C E O G I A B E O
P Y A I A L H S M L D D L R N
S B R L L W F S H N I W E E E
E R T L T M L W P T F R W D S
N E R D I H G E B A I Q O J U
V V E W N F I J D J E W M G C
I I U W G Y Y E A V R L E Q H
C A S U A L L Y R W S D N M E
J R E A D Z M I S S T A T E S
W Y B C S T N I M R E P P E P
```

BREVIARY
CASUALLY
CHARTREUSE
CRAWLED
DEHUMIDIFIERS
EXALTING
EXAMS
FORESAILS
HEALTHIER
LEAPS
MALES
MISSTATES
NOBLEWOMEN
NONESUCHES
OVERDOSE
PEPPERMINTS
PLEASURED
REMOTES
SHOPS
STEERED
SUPERVISORS
WITHS

Assorted Words 103

```
G J G N I L T N U R G S I D N
W C T L E W F O R T H W I T H
S Y G R L A N O I T O M E X H
L N I W A P O U T M O D E D B
G N I D R O H V H H C T U L C
S Y M M C C A H O M A G E S D
C M K G H A B S T E N T I O N
R J O J X L G F I U N I W D W
O D A C M Y Z T G N I R A E S
O K C T K P E Q A N B D B A A
G B R U I S E S T U A M I D S
E D O C R E I F F U L F K T I
S O M D Y R T S I U S A C I U
G N I R U T N E D N I K E V A
H I N T E R E S T I N G Y H Y
```

ABSTENTION
AMIDS
APOCALYPSE
BRUISES
CANNIBALS
CASUISTRY
CLUTCH
DISGRUNTLING

EMOTIONAL
FLUFFIER
FORTHWITH
HOMAGES
HORDING
INDENTURING
INTERESTING
LARCH

OUTMODED
SCROOGES
SEARING
SMOCKS

Assorted Words 104

```
V Z O G M E L B I S A E F N U
S G O M N H S I U G O R H T O
T P D N K I S K H R B O O T U
A I I A O S B T N M S W S H T
F C M H R I E O C I M T T Q P
F M B E S R T L R A P T E R L
I G C Q A N O A K S F I L D A
N K M U O T O W Z C I E S S Y
G L A Z M X Y I R I E D T W E
O C C L U D E D P O L H M R D
Y A L L U D I N G M O I B X A
L E T A I X Y H P S A T V D T
C O L L A T I O N S T H D I V
S Y T I L A T R O M H F C W C
R A N D I E S T E T A X I F C
```

ALLUDING
APTER
ARROWROOT
ARTEFACTS
ASPHYXIATE
BURSTED
CHAMPIONSHIP
CIVILIZATION

COLLATIONS
DISROBING
FIXATE
HECKLES
HOSTELS
MEATY
MORTALITY
OCCLUDED

OUTPLAYED
RANDIEST
ROGUISH
STAFFING
UNFEASIBLE

Assorted Words 105

```
F D W H I T E S D B E Y C N N
K I E V E N D E R L M J H O E
E G P W S A Q W O I U S A N C
K W N L O Y V T O G L R N P R
V F P I Y T A L P H A S C R O
P W D S T L S E Y T T B E O M
K R G E E A S E C I O P R F A
N Z E A N H M U B N R R I I N
M R C F R O S M O G A M E T C
G U A V A S T A U I H D S Z E
B D B A G C X A R S C V I M R
X E K V E N E T T T N A S U S
P R P W V L Z D O I U O D D G
S N A H T A I V E L O N C U Z
N O I T A G I T S E V N I Z A
```

ALPHAS
AUDACIOUSLY
BESTOWED
BLIGHTING
CHANCERIES
CONSUMMATING
DENOTATION
DROOPY
EMULATOR
ENRAGE
GUAVAS
GUIDANCE
INVESTIGATION
LEVIATHANS
NECROMANCERS
NONPROFIT
PREFACED
RASHES
RUDER
VENDER
WHITES

Assorted Words 106

```
G N I R O V A E D N E B V A E
L U G G A G E P I R E Y A L S
Q W M I M B N T V C O P E W U
D A C T Y L S I U I M I M R O
O C U R T E R H L J C V N O L
T Q R G R W R D G K A W T U F
I Y L L A U P E C N O C G J
S W I N F D G K S A H I P H I
T H E W K D G N R E L P R T N
R I S N W B R E I O J P H C S
A C T L Z F A D T Y W U O R I
T K Z M K H T I E S P T Q O G
U O X J V P E R A H T S E H H
M R I G N I S U O R V P E R T
S Y T I L I B I T A P M O C F
```

COMPATIBILITY
CONCEPTUALLY
CRINKLING
CURLIEST
CURTER
DACTYLS
DIVULGES
ENDEAVORING
ESPYING
FRETWORK
GADGETS
GRATES
HICKORY
HOOPLA
INSIGHT
JUNIOR
LUGGAGE
ROUSING
SLAYER
STRATUMS
WROUGHT

Assorted Words 107

```
U K D S E S U O H R E W O P J
T R J S H D W S J S G A H S U
W D R I F T I N G N I K C I N
F H Y B J P H A L L U S B I C
G N I M A R G O R P E D M R A
X D E V O T E E G I D Q E G N
S I Y A S G M T D N S B D N N
U S A P X E N E A E I T I B I
C P K A G C L I M B C S A P L
C E H T L U J A L O E N S C Y
E L M L S P M A D G R D U I H
S L S E I K C A T H N I O O H
S I M M O B I L I Z E A A W J
O N X R E F L E C T S R D L I
R G D D P E R S U A S I O N S
```

CLIMB
DALES
DAMPS
DANGLING
DEBATER
DEPROGRAMING
DEVOTEE
DIARIST

DISPELLING
DRIFTING
HISSING
IMMOBILIZE
JOUNCED
MEDIAS
MEMORIALS
NICKING

PERSUASIONS
PHALLUS
POWERHOUSES
REFLECTS
SHAGS
SUCCESSOR
TACKIES
UNCANNILY

Assorted Words 108

```
T  S  S  O  C  S  T  N  E  I  D  E  P  X  E
O  A  E  K  L  I  A  S  U  R  F  A  C  E  S
R  R  E  Z  N  E  N  T  H  R  A  L  T  T  U
O  E  D  R  I  I  G  D  E  V  O  M  E  R  B
S  S  B  S  H  T  L  S  E  T  S  A  T  Y  S
N  P  D  M  D  T  E  R  Z  R  X  K  B  Z  T
R  A  O  O  O  L  W  B  E  F  I  M  L  P  A
N  E  I  Z  G  S  O  K  A  T  B  N  N  A  N
G  G  I  C  V  I  R  H  X  H  N  V  G  R  T
V  B  E  P  I  E  M  A  E  P  P  I  W  Q  I
J  M  J  V  U  G  S  E  I  B  I  L  B  U  A
V  Z  J  L  O  O  O  I  D  R  X  Y  A  E  T
T  S  E  V  A  U  S  L  N  V  B  U  Z  T  E
J  R  Q  L  R  N  O  I  T  A  T  I  V  E  L
P  Y  L  E  V  I  T  C  U  R  T  S  E  D  R
```

ALPHABETIZES	ENTHRAL	SOUPIER
ANGLEWORMS	EXPEDIENTS	SUAVEST
ANISE	INTERLINKS	SUBSTANTIATE
BEHOLDS	LEVITATION	SURFACE
BRIARS	LOGICIAN	TALKS
CINDERING	PARQUETED	TASTES
DEMIGODS	REMOVED	THREAT
DESTRUCTIVELY	SOMBER	

Assorted Words 109

```
P O U T S O U R C E S J X I N
M D E T A R D Y H S O O T H E
E W P U K C A B P T U N D R A
C K B C Z A I B W E L D E R S
D P E D E U H D S P R F U U D
P E E B M N U A I S K K D M F
U R T A V A T A R S O Q I B G
L V Y C V U T R U B C R H E H
V E M G A E S U A L C O C L R
E R U A G R Z E R L A A I S Y
R S E J H U T Z D E K S S N X
I I R R T J B N H V D J S R G
Z O L B S Y Y R O K C I H I G
E N M O P P E D H C C E D W E
S S G P A I N T B R U S H E S
```

AVATARS
BACKUP
BUGGY
CENTRAL
CLAUSE
CONTRACTED
CROSSBARS
DISCOING
HICKORY
HYDRATED
LASSIE
MATURED
MOPPED
OUTSOURCES
PAINTBRUSHES
PERKIER
PERVERSIONS
PULVERIZES
SOOTHE
TUNDRA
UMBELS
WELDERS

115

Assorted Words 110

```
F  M  E  L  A  N  C  H  O  L  I  C  S  G  I
S  N  N  O  I  T  A  S  U  C  C  A  C  B  W
Y  U  V  X  R  B  D  E  I  R  E  U  Q  O  H
H  D  O  O  R  I  R  V  H  F  A  C  M  Q  E
V  E  I  K  D  O  N  A  O  O  Y  T  Q  C  T
M  S  A  S  S  E  L  D  T  M  P  I  P  F  T
K  O  A  R  C  F  T  A  I  T  G  O  C  E  I
Q  Y  O  G  T  L  Y  N  V  N  I  N  D  R  N
C  C  T  N  P  W  O  B  I  N  G  E  I  N  G
T  U  T  H  S  B  A  S  O  A  L  E  R  S  T
I  S  D  O  G  T  X  R  E  O  T  R  U  V  K
H  Z  U  D  L  U  O  W  M  S  B  F  B  E  S
O  H  V  I  N  C  O  N  T  I  N  E  N  C  E
W  T  H  E  O  R  Y  S  E  V  N  P  A  W  D
S  C  R  A  P  P  I  N  G  S  A  G  E  E  U
```

ACCUSATION
AUCTIONEER
BINGEING
BOOBY
BRATTIER
DISCLOSES
FERNS
HEARTWARMING
INCONTINENCE
MELANCHOLICS
MOONSTONES
NUDES
QUERIED
RINDING
SCRAPPING
SOUGHT
TAINTED
THEORY
VALOR
WHETTING
WOULD

Puzzle #111
Assorted Words 111

```
F P N Y L T N E L L E C X E L
O A D O R N E D L O G F V U L
L C D I T R I K S M H A I W M
I E D E S N O I T C O C N O C
Q S I A C P E S P I L B T A O
U E S S E O M N S N X A N S
E T A F T F L R E E W E G Q U
F T P B O N N E T S G A E R R
A E P Q W O A H R I A I M H V
C R E T Q A S K G A N B T P I
T S A W W Z V I D R T G G N V
I B R I D G E H E A D I S G A
O S E H C T E K S R C O O J L
N Q D K G N I T S I S E R N U
U I O N O S P H E R E S W T P
```

ANTIGENS
BASEMENT
BLIPS
BONNETS
BRIDGEHEAD
CONCOCTIONS
DECELERATION
DISAPPEARED

DISPORTING
EXCELLENTLY
GOLDENROD
IONOSPHERES
LIQUEFACTION
OSIERS
PACESETTERS
RESISTING

SKETCHES
SKIRT
SURVIVAL
SWAMP
VINTAGE

Assorted Words 112

```
I  N  T  E  G  R  A  T  E  S  Z  E  R  O  S
M  P  G  S  E  R  U  T  L  U  C  B  U  S  U
C  H  U  R  L  I  S  H  L  Y  J  I  H  U  N
F  Y  O  S  E  V  E  R  Q  M  B  Q  O  R  T
X  L  B  A  P  T  H  D  S  H  E  H  O  T  E
C  I  T  S  I  L  A  R  O  M  A  Q  C  A  S
N  X  A  H  L  R  T  W  W  C  Q  C  X  T
N  N  I  L  O  G  T  O  K  C  H  S  K  I  E
R  E  N  U  G  O  N  U  L  A  H  V  E  N  D
X  A  T  R  U  S  R  K  N  L  E  H  B  G  L
Z  M  K  A  E  H  B  A  G  Z  A  R  A  B  D
G  N  I  P  P  O  T  B  Y  Z  D  B  B  U  G
O  C  U  R  R  E  N  C  I  E  S  J  B  G  P
T  R  A  T  S  P  U  E  K  I  R  H  S  D  U
S  E  R  U  T  S  O  P  M  I  G  A  X  M  T
```

BALLOT	INTEGRATES	SUBCULTURES
BEACHHEADS	KEBAB	SURTAX
BREAKWATER	MORALISTIC	SURTAXING
CHURLISHLY	NUTRIA	TOPPING
CURRENCIES	OBTAIN	UNTESTED
EPILOGUE	SEVER	UPSTART
HOORAY	SHRIKE	ZEROS
IMPOSTURES	STOICS	

Assorted Words 113

```
C I T H E A R T T H R O B S I
O A N N D F C C X I X I I Q M
R M L S E C N H P U M W I O P
I E Q I I M Y U I V W R D U E
E N V S M N E G L L X W E Z R
N S D S E O U S P U B P D P M
T T R E E I N A I A P L M J A
A R S N Y S R Y T T Y M A W N
T U E E D E P E M I R O A I E
E A L D I E L O K F N E F O N
D T V R R B K R C O I G V F T
D E E T Y S B U A X O W P D M
H D D T H F P U P P D C C S A
X I G G U I T A R I S T F A W
R S E D I R Y O J G A Q J Y N
```

ADVERTISEMENT
ALIMONY
AMPUL
CHILBLAIN
CHUGS
COOKERIES
COPSES
GRUBBIEST

GUITARIST
HEARTTHROBS
IMPERMANENT
INSINUATING
JOYRIDES
MENSTRUATED
ORIENTATED
PARLEYED

PAYOFF
PERMIT
PUKED
SELVEDGE

Assorted Words 114

```
I S E I T I L I B A S I D X R
N M S E D U X E U A G J G P E
S A S S I M K T G N I V I H D
T T H N E X F Q G V J I S R U
I U S B K N D A E H E N O B C
T R H T M U D S R Q L C R A I
U E S G N I T A I T A S D N N
T L I K X E T S O L Y K D D G
E Y I D C A I R B R U S H E S
D F U T H O T C T V B M J D Y
L A C I G O L O N O R H C U D
R E I L N E E U Q A C S T S T
C O N C U R R E N C E S D L W
N Z G N I M A E R T S N I A M
Y P M A W S P Y R T S E C N A
```

- AIRBRUSHES
- ANCESTRY
- ANCIENTS
- BANDED
- BONEHEAD
- BROADNESS
- BUGGER
- CHRONOLOGICAL
- CLUMP
- CONCURRENCES
- DISABILITIES
- EXUDES
- HIVING
- INSTITUTED
- LOCKS
- MAINSTREAMING
- MATURELY
- QUEENLIER
- REDUCING
- SATIATING
- SWAMPY
- TOCSIN

Assorted Words 115

Puzzle #115

```
P I R R I T A B L Y T S N B Q
E X A C T E D W O O D E N E R
G F K U S D L E G V K N O A Z
Z N T S E H C A N C E R O U S
E P I H R M A R J O R A M T B
V A A T S E R N D G O T W I P
N R B J A Q N K D D X R E F A
B A L E S L U I A M A J C Y Y
S B I A T O U A F E A X M I D
Q L G G V O L S L E W D W N A
U E H Y E I O U P L D T E G Y
E S T Y Q L R K B A S R B E S
A U I V M F L Z W L C N M L P
K E N W I L L O W Y E N V O D
Y P G W A I N S C O T T E D Z
```

BEAUTIFYING
BETOOK
BLIGHTING
CANCEROUS
CHEST
COLLEGIAN
CROONED
DEFINERS
ENCAPSULATING
EXACTED
GELDS
HANDMADE
IRRITABLY
MARJORAM
PARABLES
PAYDAYS
RIVAL
SOLUBLE
SQUALLS
SQUEAKY
TWEAK
WAINSCOTTED
WILLOWY
WOODENER

Assorted Words 116

```
S O S S E N L U F E T I P S F
U W R X F O T J J U T T I N G
B D O P A R A D I S E S V M S
U U O G D F R E E D M A N A H
R V M C N E N T H R A L S S R
B C E P B I G A D C M D F S I
A Y R F S B N G I N A I D E E
N K U P R O B I A L U V S S K
I E V E V L N H T H I O I I S
N N N E D D O R T E R V W T Z
S N E G R E L L A I L O I E Y
I E E Z I R E T U A C L Y C R
G D E T C E L E E R Z I U L U
N S T E N O G R A P H E R B N
E G R A L U M I S C R E A N T
```

ALLERGENS	FREEDMAN	PARADISES
BOLDER	HAGGED	REELECTED
BULLETINING	INSIGNE	RETRODDEN
CAUTERIZE	JUTTING	REWOUND
CAVITY	KENNED	ROOMER
CIVILIAN	LARGE	SHRIEKS
DERMIS	MASSES	SPITEFULNESS
ENTHRALS	MISCREANT	STENOGRAPHER

Assorted Words 117

```
P N O I T I D R E P I R K K J
E K S B B G N F W U W S C X G
M V W B T Q N I D O W D I E S
A E I Q M E D I P K R V B E R
C M R T E U V W D U B R M W O
I B Y U A D M I R A L P O U O
A W U T T S O R S E E S U B F
T T D Y I S U C E N T R C D T
I I D H O N O C E N E T P H O
N E Y I R U R P C D E P O I P
G A D I J L T E M A Y G X L L
P R E T E X T P T I W G I E B
P E G L R U C K S A C K C N U
Q D E N G I S S A E R B F G G
T E K O R B E S U O H F S N H
```

ACCUSATIVE
ADMIRAL
BLOTTER
BORROW
BUYOUT
DECODE
DOWDIES
EMACIATING

EXPENSIVE
FRATERNITY
GLEAN
HOUSEBROKE
IMPOSTURE
LIPREADING
LUPIN
PERDITION

PRETEXT
REASSIGNED
RENEGING
ROOFTOP
RUCKSACK

Assorted Words 118

```
O A C C E P T A B I L I T Y B
I E F L U X U R I A T E D L V
N U S R E Y T U B B Y G Z I L
V W Y E A S L L I M W A S N X
E J E H I C L T Q Q I P J G I
T B E L I T T L I N G R T E N
E L C P T C S U A C Y H K R U
R J M W D E C A R W I H A E N
A U Y K Y U R U N I Y L D R D
T E A I N G D S P Y N R P S A
E F C H O O S I N G D G D M T
D N X E G O O D N E S S J Q I
I R E V O E R O M G F K J D O
G U I N C A R C E R A T E D N
D E S I V O R P M I U U M D E
```

ACCEPTABILITY
BELITTLING
CHOOSING
DRYWALL
DUDING
DYNASTIES
FRACTURING
GOODNESS

HICCUP
IMPLICITLY
IMPROVISED
INCARCERATED
INUNDATION
INVETERATE
IRKED
LINGERERS

LUXURIATED
MOREOVER
SAWMILLS
TEAING
TUBBY
WELTERS

Assorted Words 119

```
C  S  T  Y  L  E  S  D  J  X  V  F  B  T  R
C  O  N  Y  R  T  R  H  U  R  K  D  X  U  Z
I  S  N  O  I  T  A  T  S  E  R  O  F  D  W
E  L  S  C  L  O  R  A  T  O  R  I  E  S  Q
X  K  F  E  A  A  P  R  E  A  C  H  E  S  K
C  Y  X  T  H  T  T  A  R  U  P  M  V  N  M
U  E  F  F  A  C  E  S  S  W  B  W  E  G  E
L  I  N  H  U  M  A  N  P  T  C  T  N  L  D
P  T  H  V  Q  Z  H  O  A  R  H  Z  T  I  I
A  M  J  F  Z  M  O  B  P  T  E  M  R  B  C
T  F  G  Z  C  O  M  P  L  I  E  D  A  N  A
E  H  S  E  G  A  E  L  I  M  K  S  L  E  T
D  E  T  N  E  V  L  C  L  O  Y  E  D  S  I
A  M  I  S  O  G  Y  N  I  S  T  A  C  S  N
L  P  O  L  L  S  T  E  R  S  P  K  Y  B  G
```

- ASTHMA
- CHEEKY
- CLOYED
- COMPLIED
- CONCATENATES
- EFFACES
- EXCULPATED
- FORESTATION
- GLIBNESS
- HOMELY
- INHUMAN
- JUSTER
- MEDICATING
- MILEAGES
- MISOGYNIST
- ORATORIES
- POACHES
- POLLSTERS
- PREACHES
- STYLES
- TALONS
- VENTED
- VENTRAL

Assorted Words 120

```
M M P G O W E U V G L Q N A S
E O A A N B C N N R E W E L A
S N N N T I J A E Y O N V F F
H G Y T T T R E U R V C D L W
I E W I A H E A C S V W K E I
N R H Q C S R N E T E A P E R
G I E U L I S O T B O G T C T
M N R I Y C N E P I D R Z E X
Y G E N W T P C L O O L D D D
D A S G L M S Y T B L N I C K
R E W O L L A A T U I O S H Q
L O N A M O J C E F R D G E C
B J L W R L T M W Y S E E Y X
I V N J A A K T W Q G E L R S
T S P X J P F R O G M E N B C
```

ANTHROPOLOGY
ANTIQUING
ANYWHERES
ATTENTIONS
CAUSE
CHILDBEARING
CINCTURE
CREDIBLE
ENERVATED
FARAWAY
FLEECED
FROGMEN
GENDER
LOTTO
LOWER
MESHING
MONGERING
OBJECTOR
PAWNED
ROCKET
TASSEL
YEASTY

Assorted Words 121

```
O G C O N S T I P A T I O N R
S N E D I W D E I V E L L R A
J R S D R Y E T A C O L E R F
Z S E N I E P G X Y R T R H F
S V R H O O T D A M P E N S I
O U X O P I H S E T M Y B X A
P R O C T A S R U W I R A T E
E I R R J A R N R B O R E A V
R V I E O F M G E O K B E U H
A U H S R M X I O H M C L H O
T L O C T C U I T T E E O E R
I E D E E R K H G S R R H L J
N T I N H U M A N E E A P R B
G N I T A N I M A T N O C P Y
M G S S E N I K S I R F Y H A
```

APPREHENSIONS ELBOWED LEVIED
BLOCKBUSTER ESTIMATORS OPERATING
CARTOGRAPHERS FRISKINESS RAFFIA
CONSTIPATION HEMORRHOID RELOCATE
CONTAMINATING HERITAGE RIVULET
CRESCENTS HUMOROUS WIDENS
DAMPENS INHUMANE
DEPTHS IRATE

Assorted Words 122

```
R U B U R G L I N G Q H M L E
S E E A E C N D J Y C I D X M
L E D L C C E I Z X R T L Z A
U A E A Q I N E Y U G R S C G
M T A T O B B A D H X I U D E
B H U N N R A I I I P S F H R
E E C N T E B Y A G S O Y V M
R D O P N E S R R P E T R Z I
I O R A Z E C B E E J L U T N
N N T R T T L E A I I A L O A
G I I S I D V E D V T K B A T
R S S E T A R E D E F N O C E
P T O S Z R O U T I N E I O S
X I N D R E A R I E S T A A H
M C E S E E G U R F B J S S D
```

ABBOT
ABSENTEES
ALLEGIANCE
ANTECEDENTS
ATROPHYING
BROADER
BURGLING
CONFEDERATES

CORTISONE
DAINTIER
DREARIEST
GEESE
GERMINATES
HEDONISTIC
HOOKIER
HURRY

LUMBERING
OUTSIDE
PARSES
ROUTINE
TUNNELED

Puzzle #123

Assorted Words 123

```
D E I F I S R E V I D W A P U
X S E R I P S E R L N Y P R G
M I N I B U S E S C A S S O I
P R A Z E C A U O V I B E V P
M L S L E V O H S R V G O E R
A C H A G R I N S R E S A R E
C D I N N E R S S P I N D B C
H K S K D E G G U B E D O K O
I S D E N I T O L L I U G L C
N Z E I L E S O V X L O B S I
E U Y L U U A S N E Y O S N O
S Q Y M B G O R S T N A C X U
S O E D B B N J N Y O D P J S
I U M M H E E A K Q U O O V Z
S S E N D A S P L N P B F R S
```

BIVOUAC
CHAGRINS
COLLUSIVE
DEBUGGED
DINNERS
DIVERSIFIED
ERASERS
FOOTNOTE

GUILLOTINED
JOULES
LABOR
LANGUID
LONER
MACHINES
MINIBUSES
PEBBLES

PRECOCIOUS
PROVERB
RESPIRES
SADNESS
SHOVELS
VENDOR

Assorted Words 124

```
H  K  F  I  M  I  T  A  T  O  R  S  O  N  X
C  L  A  N  D  E  S  T  I  N  E  L  Y  S  O
O  A  F  T  E  R  T  H  O  U  G  H  T  R  Y
K  E  R  G  S  D  E  L  E  G  A  T  I  O  N
E  S  X  N  N  N  S  D  S  D  R  P  W  R  K
S  A  Q  C  E  I  I  T  E  V  E  I  N  E  D
E  S  E  H  H  L  T  P  E  S  K  B  Z  C  U
Q  P  N  A  C  E  I  A  S  N  R  G  M  L  P
U  E  R  N  R  N  Q  A  C  L  G  U  W  U  D
E  L  A  C  U  X  I  U  N  I  I  Y  C  S  D
N  U  P  I  I  W  X  F  E  G  L  A  C  I  V
C  N  T  E  S  C  V  W  L  R  R  P  T  V  S
E  K  U  R  E  X  C  L  R  L  U  U  M  E  X
R  E  R  W  R  R  E  J  O  M  U  I  V  O  J
S  R  E  C  I  T  E  V  S  Z  U  B  U  R  C
```

- AFTERTHOUGHT
- BULLFINCH
- CARNELIAN
- CHANCIER
- CLANDESTINELY
- COKES
- COMPLICATING
- CRUISER
- CURSEDER
- CYGNETS
- DELEGATION
- DUMBED
- ENRAPTURE
- EXCHEQUER
- IMITATORS
- RECITE
- RECLUSIVE
- SEQUENCERS
- SPELUNKER
- TAILSPINS
- VEINED

Assorted Words 125

```
I  N  I  T  I  A  L  I  Z  E  F  N  I  W  L
B  V  S  R  K  N  D  E  S  U  L  P  N  O  N
R  Q  O  V  Y  V  U  S  T  E  E  P  S  R  W
S  E  E  R  Y  B  K  E  J  K  H  K  J  S  H
D  D  D  X  Y  C  O  S  T  L  Y  S  O  E  Z
F  E  A  L  T  Y  F  W  T  S  G  U  R  N  O
R  P  R  E  E  Y  C  N  E  U  L  F  A  A  O
I  R  P  I  R  W  F  E  B  R  I  L  E  T  M
E  O  L  T  V  Q  H  Z  N  C  S  Z  L  M  E
N  T  O  Y  L  E  T  A  R  E  P  S  E  D  D
D  O  R  E  O  E  D  E  H  S  A  L  P  S  C
L  N  Y  L  H  S  I  L  O  O  F  N  R  Q  X
I  S  A  R  A  I  T  Z  U  A  N  A  N  A  B
E  E  U  D  E  T  A  R  O  C  E  D  E  R  U
S  E  T  T  A  M  G  T  A  R  R  I  E  R  U
```

BANANA	FOOLISHLY	READS
BOWERS	FRIENDLIES	REDECORATED
COSTLY	INITIALIZE	SPLASHED
DERIVED	IVORY	STEEP
DESPERATELY	MARSHES	TARRIER
FEALTY	MATTES	TIARAS
FEBRILE	NONPLUSED	WELDER
FLUENCY	PROTONS	WORSEN

Assorted Words 126

```
E  M  S  S  E  N  L  U  F  E  P  O  H  D  A
S  G  A  D  N  C  R  E  E  P  I  N  G  E  V
Q  R  G  N  R  O  L  E  A  N  D  E  R  A  O
N  I  E  I  S  A  I  Z  X  U  C  W  B  D  G
C  H  I  M  N  E  Y  S  Z  J  Y  O  X  L  M
A  R  Z  X  R  G  S  N  S  T  J  L  J  O  H
C  N  O  C  T  O  Y  L  R  E  V  E  L  C  U
I  C  O  K  D  R  D  S  S  A  F  Z  E  K  R
M  F  L  O  U  N  D  E  R  Q  B  N  O  E  R
J  E  V  I  S  S  A  M  D  B  L  C  O  D  A
B  L  O  O  D  S  T  A  I  N  E  D  J  C  Y
U  Y  X  B  S  L  A  E  D  S  I  M  Z  Y  E
U  P  R  I  G  H  T  B  W  H  E  T  T  E  D
D  F  I  N  T  E  R  M  I  N  G  L  E  D  A
Q  C  L  I  G  N  I  T  I  O  N  S  A  I  C
```

BARNYARDS	DORMER	MASSIVE
BASSOON	EGGING	MISDEALS
BLOODSTAINED	FLOUNDER	OLEANDER
CHIMNEY	HOPEFULNESS	UPRIGHT
CLEVERLY	HURRAYED	WHETTED
CONFESSIONS	IGNITIONS	
CREEPING	INTERMINGLED	
DEADLOCKED	MANSES	

Puzzle #127

Assorted Words 127

```
P S E K M P N W S K S A X C X
K E E J B N V A B R R E W O L
S R P I G D E D I B E Y W N Z
R E E I R R X U L R B V X F T
F D I I H R L X L E A Q O I J
L L B F L S A H O P O R W R Z
A L R B I E N P W P P I G M D
T K V E A D D O Y H B Y D A P
F Y E H L N O N I N Y L V T R
E Y L S U O I C A P A C D I A
E N N L X W H H V H M Q Y O T
T V C N I N G C C C A S N T
D I S C O V E R E R S N H S L
G F W G G N I T R A P M I C E
D L K M X Q O C T E T T E S S
```

AGRARIAN
BIDED
BILLOWY
CAPACIOUSLY
CHAMPIONSHIP
CHANDELIER
CHINA
CHOLER

CIVILLY
CODIFIES
CONFIRMATIONS
DISCOVERERS
DROVERS
FLATFEET
IMPARTING
LOWER

OCTETTES
PARRIES
PRATTLES

Assorted Words 128

```
C E U I M P L I C A T E S H S
I N D U S T R I A L I S M A H
M A I D S E R V A N T S O J E
T Q A G N O I T A R T L I F G
B N I N F L A T A B L E S I E
O R Y D O O W T F O S C Z M R
S T A S S U M P T I O N S P M
N H D N K J G H X M F T D E I
I M C T C H A T T I L Y D C N
C N M U O H M A T C H E D C A
K J Q S N R E L G G U M S A T
N Q G A C U J S A D O S S B E
A C K Q E E E C R W I M P L E
M G N I D L O F I N A M B Y G
E R F R E E W H E E L E D M U
```

ASSUMPTIONS	GERMINATE	NICKNAME
BRANCHES	IMPECCABLY	SMUGGLER
CHATTILY	IMPLICATES	SODAS
CONCEDE	INDUSTRIALISM	SOFTWOOD
EUNUCHS	INFLATABLES	WIMPLE
FIFTIES	MAIDSERVANTS	
FILTRATION	MANIFOLDING	
FREEWHEELED	MATCHED	

Assorted Words 129

```
C V P E A K G S H I V E R E D
K H B L Y L L A Y O L W Y Y S
S L E M A N E E U S G I Z M X
G U E L N T H S L N E M A E K
D S P V B R F R A T T R A P S
P E I B H A C O O B R N B T T
Q Z N W L E K X R T L U E A P
T Q G A P B D A Y M R B T S S
V S G M C A S R E D O O R B S
D K R G N I T C A R T S I D C
S E C U R A D I O W B C E H T
K O L A B S E T A D I U Q I L
I S O K T T W R Y L Y N R X O
N U B E N T U L D W C X G R J
S I D W B A A O Y F L E E S U
```

ANKLED
ATTACK
BEEPING
BREAKABLE
BROODERS
CANED
DISTRACTING
DRAWINGS
ENAMELS
FLEES
GAUNTNESS
LIQUIDATES
LOYALLY
OUTBURST
PLATFORM
RADIO
RATTRAPS
SABRES
SHIVERED
SKINS
TURTLE
WRYLY

Assorted Words 130

```
M H G N I X O M M U L F C D H
A M H B R A I N S T O R M E D
S A C O M M I S E R A T I N G
Q M R M E W S A F R E G S G T
U M Q B G I I S Q I R W U L W
E O J I P O A H I Q N H P A I
R T D N O E G D U L B A P D C
A H O G Y T A N G Y B H L D E
D S L S Q U E A S I E R A E D
E M L D E G O L A T A C N N S
S K O B Y Z Z A J U V P T I V
U F P R I C K S L M E Z I N P
B R E A D W I N N E R Z I G E
J U D F T S I T A M S I M U N
Z H C T I W S L A N I G R A M
```

BEAVERS
BLISS
BLUDGEON
BOMBINGS
BRAINSTORMED
BREADWINNER
CATALOGED
COMMISERATING

DOLLOPED
FINALES
FLUMMOXING
GLADDENING
JAZZY
MAMMOTHS
MARGINALS
MASQUERADES

NUMISMATIST
PRICKS
QUEASIER
SUPPLANT
SWITCH
TANGY
TWICE

Assorted Words 131

```
R E Z I R A L U G E R B G Y Q
D Q R W A S E T A P L U C N I
L F K M S E X C E S S I V E T
D D C O D G E R S N T K W H A
D I D D V E U F H Q O S N E R
U S Y C H A L K B O A R D S M
T P E R O T C E L L O C O E A
E E Y N N S N H R G L M I C C
A L E T O G D E U A N T A X K
R L M S I B N N S M P I D A I
O E I E S C S I A N B P Z L N
O D F Q E U U S K T O L A I G
M I E I D I J A O A S C E H S
S E G Y E A Y L P R U V S R J
T X E D E H V V Y Q C Q U N D
```

APPARELED
CHALKBOARD
CODGERS
COLLECTOR
CONSENT
CORONET
CROSSBONES
DISPELLED

EXCESSIVE
HEIFER
HUMBLER
INCULPATES
NOISED
PAUCITY
QUAKING
REGULARIZE

SIZING
STANDS
TARMACKING
TEAROOMS

Assorted Words 132

```
T L A C I S I A D A K C A L J
K M P D N Y R E T T I J M R D
A O W G V Y I S E S T L G I V
L N U C N L F E S J E R L X H
E A E B H I A R T E M T Z V U
I R V N Y V T I A P L B A Q Z
D C E F F H F N R N M E Z R B
O H Y A O O G G E O T E M M I
S I F L R Q R T N M T I E A X
C S W Y D B X C Y I A C C R N
O T M I L I E T E N N N I C P
P S D O Y V L T O A B W R P A
E E X A S O E O R L B B A O Z
S C O P P E D G S E E L F P B
T A M P E R B F M F V H E X S
```

- BESOMS
- COPPED
- ENFORCEABLE
- FLEES
- FRANTIC
- HELOT
- IRATEST
- JITTERY
- KALEIDOSCOPES
- LACKADAISICAL
- MONARCHISTS
- NAMELESS
- NOMINAL
- ORNAMENTING
- PICTORIAL
- PREEMPT
- SOLIDLY
- SPAWNING
- TAMPER
- VERTEBRA

Assorted Words 133

```
B G E C D B N S R Y R C G N L
A R A S B E A I E E P A F J P
R O I J N R Z C B S N I F G S
M S I M O E Q I H A P A V F L
A S R Y D N F Z R E T A E N I
D E S O D E Q F P O L K L L V
A R A E T N H U O V M O H E E
S L J B R A I S I N G A R B R
U E A Y I U T W A L Q U L G E
N B H B F R T N B C S T C G D
B C I C E S T P E C N O C S A
U J S I I L U H I M U S S E S
R X M K C R L T D R M L G A N
N O Z Q X G N E K A C O A O V
C O D T S O P E D A Y S C F Z
```

ARMADAS
BACHELOR
BIRTHDAY
BRAISING
CASHED
COMMENTATORS
CONCEPTS
EATER
ENRICHES
GLAMORIZED
GROSSER
JONQUILS
LABELLED
LEANER
MUSSES
OFFENSE
POSTDOC
RELAPSES
SCRIPTURES
SLIVERED
SUNBURN
WINDY

Assorted Words 134

```
P N G G D I S T O R T N K F G
O A R M L E A G U E S K G E A
I M E X B A N S T S E P M E T
S E A W A R E G I O N A L L Y
O S T G L J U D I C I A R Y G
N A L F L K P R A S C A L L Y
E K Y I O H A L I M N I N G J
D E S R O T I S O P M O C S A
A S P V N R E P S E V H C G U
N X U Y I Z B H Z Q I J D A N
B C O N S I S T I N G M X K D
A F I Z T S A M N I A M V O I
M Q A R S E N A L S M J T W C
J L E T H A R G I C A L L Y E
E N L I G H T E N M E N T X D
```

ARSENALS
BALLOONISTS
BROILS
COMPOSITORS
CONSIGNED
CONSISTING
DISTORT
ENLIGHTENMENT
GREATLY
JAUNDICED
JUDICIARY
LEAGUES
LETHARGICALLY
LIMNING
MAINMAST
NAMESAKES
POISONED
RASCALLY
REGIONALLY
TEMPESTS
VESPER

Assorted Words 135

```
Q N M I L Q U E T O A S T E E
S L P E U Q S E R U T C I P Q
N U C A R X R E U L U L A T E
S R H A L E I T V S J C P M
M E E V T O I Q D N W T M X V
C V V O I R M D L L A W E G R
O A R I A U F I L Q O M H E Q
R L O D R U O T N O C M W S M
R U N A W R B D U O M V S O B
A E O N C R A Z E D E P L U G
L O I C E F W T O M F P T P Z
L S R E S A E T N I A R B Y A
E N C G R F O L L Y N R D M W
D E I C I N G X B X F O F R L
T T P S O Q U A I N T N E S S
```

ARRIVES
AVOIDANCE
BRAINTEASERS
CHEVRON
CONTOUR
CORRALLED
CRAZED
DEICING
FOLLY
FRAMED
GULPED
MANTES
MEETS
MILQUETOAST
MOLDIER
PALOMINO
PICTURESQUE
QUAINTNESS
REVALUE
SMOLDER
SOUPY
ULULATE

Assorted Words 136

```
S Q E U G S T R E L A P S E D
D E W X T N M S C M P V G F O
Y R C C L S I S E O L J O B D
P E O A I L T T N T N H O C I
N B T P L T X E T I N D X L S
I A U A P P E L L A T I O N M
V G L W N E S C T L B A A E I
E E R M M I R I S E I M M F S
X T I M B U S S M A S B O F S
H B N D E T E S R O C D N C I
A T S E I T N I A D I K N I N
L M E D D L E R D S B W S A G
I Z M U D N M H A W S E R S H
N F L A U N T E D E T A B E D
G C D I N A D V I S A B L E I
```

APPELLATION
ASCETIC
ASSASSINATE
BILLETS
COMBATTING
CONDOES
CORSETED
DAINTIEST

DEBATED
DISMISSING
DROPPERS
EXHALING
FAINTEST
FLAUNTED
HANDSET
HAWSERS

INADVISABLE
MATINS
MEDDLER
MISPLACES
RELAPSED
SUBMIT

Assorted Words 137

```
X P S R E T E M A T N E P Z S
S M U I N I H P L E D Z E C E
I G E Y Y Y M S U B P L O T L
N R N Z Z P B A S E N E S S F
V A L I I S H H L A W Y L G S
E S G I K L M A C F V S U C A
S P L Z S C A U R T O N S H M
T E V W Y T A I E A O R A I E
I D I J G L E N C S O L M C A
G X E N J S Z N K R I H P E E
A O J R E R O S E Y E L S S D
T P S C I G A R T R S M O T A
E B N O T A T I O N S M M C T
D V S A T I R I Z I N G K O B
U X Y L E V I T A R A P M O C
```

- BASENESS
- CANVASS
- CHICEST
- COLISEUMS
- COMMERCIALIZE
- COMPARATIVELY
- DELPHINIUMS
- EYESORE
- GENIES
- GRASPED
- INVESTIGATED
- KNACKING
- LISTENERS
- MALFORMED
- NOTATIONS
- PENTAMETERS
- PHARAOHS
- SATIRIZING
- SELFSAME
- SPLOTCH
- SUBPLOT
- TRAGICS

Assorted Words 138

```
S I M P L E T O N T B J Z H D
W I Z V E A C N W D E D I R P
R N O U T C R O P P I N G N D
E T I B T G N E C U D O R P A
C R X Z C R L A T Q I G T T R
K I T O E K O A T A P J E E E
S G R P B N E H M S L V L M P
T U U S S S O G X K I I C P L
U I O Y E A E I P E C S B L E
T N S V A V R S L D J E S E N
T G E E R R E G S L S P P A I
E L X T R E T E H I E M T S S
R Y A T Q M N S R F O H I S H
W S G N I W O L L O F N B K E
A S E I F I M A R B T T S T S
```

ASKED	NERVOUS	SIMPLETON
ASSISTANCE	OBSESSIONS	SKIMS
BILATERAL	OUTCROPPING	SPECK
EXHORT	PRIDED	STRAY
FOLLOWINGS	PRODUCE	STUTTER
GRASP	RAMIFIES	TEMPLE
HELLION	REEVES	WRECK
INTRIGUINGLY	REPLENISHES	

Assorted Words 139

```
R T M T Z P E T T I N E S S R
P E E S R E T T I S Y B A B E
R P R T L D L R E T T A T M C
E I A E A D E T V T D L T Y O
P D K X D G E P I S V K I X V
O F H Z F N D Y P T L B T Q E
N C O J O N U O E O N A U K R
D O R R Q S A O B R E D F S
E L S E E R L G L L O P I E S
R B E A T H V W N E F S N G M
A Z W C A T E Q U I P P I N G
N X H T S P Q A L H D Z Z D I
C A I O T S C E D K X L E R S
E L P R E Y W H O I S T E D J
M A S S E U S E Y Y D K W G T
```

ATTITUDINIZE
BABYSITTERS
DISOBEYED
ENTITLE
EQUIPPING
FLOODGATE
FOREHEAD
FORETASTE
GELDINGS
HOISTED
HORSEWHIPS
LAUNDERER
MASSEUSE
MEDALS
PETTINESS
PREPONDERANCE
PROPPED
REACTOR
RECOVERS
TATTER
TEPID

Assorted Words 140

```
B  B  Q  C  O  O  R  D  I  N  A  T  I  O  N
M  L  A  R  E  T  A  L  S  L  L  O  R  N  U
O  M  E  T  Y  L  L  A  C  I  T  N  E  D  I
T  T  S  X  H  T  B  R  O  U  G  H  I  N  G
H  W  Z  T  C  R  N  Y  R  O  S  I  V  J  I
B  E  M  G  N  H  O  A  S  M  Y  R  R  H  P
A  W  R  C  U  E  A  O  S  L  E  S  B  B  U
L  A  Z  O  C  B  M  N  M  A  E  R  H  H  R
L  T  E  F  I  Y  D  N  G  O  E  B  G  V  P
S  C  R  F  V  C  S  E  G  E  L  L  A  E  O
Z  H  Y  E  S  H  S  H  B  I  A  C  P  L  S
U  T  D  E  K  N  O  C  K  F  S  B  I  S  E
F  M  Z  S  Y  C  A  M  I  R  P  S  L  V  D
P  A  T  H  O  L  O  G  I  S  T  S  A  E  N
I  Y  L  S  U  O  I  T  N  E  T  E  R  P  A
```

ALLEGES	HEROICS	PLEASANT
ASSIGNMENTS	IDENTICALLY	PRETENTIOUSLY
BATHROOM	LABELS	PRIMACY
BEDBUG	LATERAL	PURPOSED
COFFEES	MERGES	ROUGHING
CONKED	MOTHBALLS	UNROLLS
COORDINATION	MYRRH	VISOR
EXCHANGEABLE	PATHOLOGISTS	WATCH

Assorted Words 141

```
D Z D E Y A L P R E V O B K P
K E P S H P A R G O T O H P O
G E H K C G N I P P O L C H L
E G U C S E C U D O R T N I Y
L P O D N U C O A S T E R S H
E S S E N I M M A L C L Y C E
V A T E E O P E N L I S T E D
A B M S L O F M J V E T X M R
T I E P E T O B V Q R S Q D A
I L J U U I S E S S E N C E S
O I N A Z T F U E L B P V E N
N T S R E K A E B T M M U S O
S I O E Q X H T E G A M U L P
R E S O R T S D E B P T J H W
Y S Y U N R E I G D E T S Q T
```

ABILITIES	COASTERS	PHOTOGRAPHS
AMPUTATED	EDGIER	PINCHED
BEAKERS	ELEVATIONS	PLUMAGE
BEEFIEST	ENLISTED	POLYHEDRA
BUSTLES	ESSENCES	RESORTS
CLAMMINESS	FONDUE	STATE
CLOPPING	INTRODUCES	THUMBS
COALESCE	OVERPLAYED	

Assorted Words 142

```
D D P R M A R I H U A N A P N
O O E A A G N I N O G G O D E
S R O G D R E T E E W S U R
H E A H Z I Q X X D P B D S V
J X T T I S F D J E I L W T E
E P N A O C R T I F C I C I Z
T A W V V R K E I A L T N N R
S T B X Z E S E T M M Q F E Z
A I I H M D L A Y E E K O S G
M A K X H I Z E V S K L L S O
L T G N I T S E T N O C E I A
O E G Q I S W A T D A D I S M
S S B C H R Y I M F R C D R S
X E T A C I D A R E J F O Q C
J J U S T I F I E S U S B B I
```

- CANVAS
- CONTESTING
- CRICKETERS
- DEFAMES
- DISCREDITS
- DOGGONING
- DOOHICKEYS
- DRINK
- DUSTINESS
- ELEVATES
- ERADICATE
- EXPATIATES
- GENII
- JETSAM
- JUSTIFIES
- MARIHUANA
- MILKMAID
- NERVE
- ORATORS
- SWEETER
- TIMELESS

Puzzle #143

Assorted Words 143

```
X L E G I B I L I T Y I M S R
G V B P I S O D E H S U P T E
D N L E H N E R I T U P L E N
K E I A L C K S E V N Q U A O
N B N T T B E G O N I A C D V
U O T N R T H R O P O N T S A
C O E S I E R T U S S O E X T
K K R D P H S I D T E N R S E
L M M Y E F S N B N N T A C D
E O I E R P H I U A E I R F
H B N L I H U A U R T H V M T
E I G L A R E T I M J E N D S
A L L O L L Y G A G S L S U A
D E E W U O P A R M F P P Y D
S S S E N O T R E V O S J P T
```

ADVENTURE	HELPS	OVERTONES
ATTRIBUTES	INSERTING	PUSHED
BEGONIA	INTERMINGLES	RENOVATED
BOOKMOBILES	KNUCKLEHEADS	SHINNED
CROONER	LEGIBILITY	SMITES
DIVINES	LOLLYGAGS	STEADS
EXTANT	MATURED	TRANSPOSES
GINKGOS	MITER	UNHAND

Assorted Words 144

```
R E C O R D E D P U C K I N G
R S T N I O P R E T N U O C P
V L G B N X M N F I B B E R R
Y O J N E Z I Y W F P F L O O
X X N D I C L X P O D O K C T
S M Z I G M K D N O I F N T R
T S H S Q K I U X T V L A A A
U Y E P Z N E H R N E I P D C
S R E L L O R A C O R G S A T
S G G E M Z K S W T S H A P I
L N F A F O A N K I I T C T O
E V B S Z U T U D N F L K S N
D K C U G E E T R G I E S G H
Q T O R T H B H O K E S G M S
D F D E I S E O P B S S V C M
```

ADAPTS
BOTTOMLESS
CANOPIED
CAROLLERS
CHIMING
COUNTERPOINTS
DISPLEASURE
DIVERSIFIES
ENJOY
FIBBER
FLIGHTLESS
FOOTNOTING
GAZEBO
KNAPSACKS
MILKIER
POESIED
PROTRACTION
PUCKING
RECORDED
TUSSLED

Assorted Words 145

```
T A P E W O R M S L U G G E R
B F P D I C T A T O R I A L J
J A N H K B P R E S E N T E R
N B S A S B D S Y R O T C E R
L E L K R L H H N T V E F Z Z
S A I D E C E I V E S R M D L
T S N G I T O V Z G L A D E S
O S Y O H N B S A P B C T O H
P I T N T B F A I N E T O B I
P G Q D O A O L L S T I O K N
A N C G F T S R A L I N T B G
G E N F A H O R L T U G I N L
E D Z G S E T N I Y I U N Z E
S M U N R E T S O O N O G T N
K X T K C I T N A M E S N V D
```

ASSIGNED
ATONAL
BASKETBALL
BATHE
DECEIVES
DICTATORIAL
INFLATION
INTERACTING

LADES
MARSH
MONOTONY
NARCOSIS
NAVELS
NEIGHBORLY
PRESENTER
RECTORY

SEMANTIC
SHINGLE
SLUGGER
STERNUMS
STOPPAGE
TAPEWORMS
TOOTING

Puzzle #146

Assorted Words 146

```
A K P A W G N I Z I L A N E P
B W L L A U Q S J C W Y D S R
P Y L S U O I R A F E N X T O
G S C S U L L O M E R U A E C
I N D I V I S I B L Y E H P L
C G I P M A E L S T R O M S A
U H U S L D E P I R R E V O I
C H A R I T Y S M V O S W N M
Q O G I Y C A Z E U M G O O S
Y P E D R L X D I C V D E G A
G R M C Y W Q E T T N R Z R W
I V O W N H O W I T Z E R S D
K D K V D E M M A R C J C P N
C A V Q A J F U E K G J E I I
A Q M S T S E F I N A M Q F L
```

CHAIRWOMEN	LICENCES	ROGER
CHARITY	MAELSTROMS	SAVORY
CRAMMED	MANIFESTS	SQUALL
EXCISING	MOLLUSCS	STEPSON
FENCE	NEFARIOUSLY	
HOWITZERS	OVERRIPE	
INDIVISIBLY	PENALIZING	
JAMBS	PROCLAIMS	

Assorted Words 147

```
S  N  E  G  O  H  T  A  P  E  L  F  F  A  W
W  O  O  E  N  S  E  I  K  N  A  W  S  W  P
S  N  E  D  R  A  H  B  F  B  F  L  Z  H  N
Y  A  N  E  S  Y  S  L  L  A  W  E  R  I  F
N  L  P  M  D  E  K  Q  S  V  W  D  O  R  M
O  C  R  D  S  I  T  E  P  E  S  N  Q  B  R
P  O  R  E  Y  S  C  A  E  N  K  I  E  B  K
S  H  U  I  L  T  P  I  C  G  K  A  Q  D  Q
I  O  N  G  F  D  I  E  B  E  U  O  L  W  T
Z  L  N  B  M  F  N  N  T  R  F  O  Z  S  A
I  I  E  Z  N  Y  L  A  M  S  E  E  B  M  T
N  C  L  E  Q  Q  W  I  H  E  R  H  D  U  T
G  T  A  R  O  T  S  M  N  N  D  O  M  A  L
A  I  C  S  L  A  V  I  N  G  A  N  O  W  E
Y  L  E  V  I  S  S  I  M  R  E  P  I  D  D
```

AVENGERS	INDEMNITY	SLAVING
DEFECATES	NONALCOHOLIC	SWANKIES
DOORSTEPS	PANHANDLER	SYNOPSIZING
FAWNED	PATHOGENS	TAROTS
FIREWALLS	PERMISSIVELY	TATTLED
GEEKY	RIFFLING	WAFFLE
HARDENS	RUNNEL	
HERBICIDE	SLAKES	

Assorted Words 148

```
D  R  L  P  R  R  A  L  U  N  A  R  G  J  R
W  L  A  M  B  R  N  E  C  E  S  S  A  R  Y
J  D  A  T  N  A  H  C  S  N  A  G  A  P  E
H  N  E  C  R  E  D  I  P  L  O  M  A  T  S
A  X  N  H  I  O  X  L  I  A  T  Y  N  O  P
N  M  P  A  C  T  C  P  R  P  J  T  L  B  Q
D  S  A  N  G  Y  U  I  E  E  H  H  V  K  Q
P  X  R  C  O  I  S  A  O  C  V  S  F  D  X
I  P  F  E  V  K  M  P  N  U  T  I  P  I  P
C  L  A  L  D  P  O  L  E  O  S  A  S  T  E
K  Q  I  L  L  I  R  O  E  S  R  N  N  E  U
I  B  T  A  F  W  S  W  N  T  W  E  E  C  S
N  F  S  K  J  O  U  N  T  I  E  S  A  S  Y
G  S  W  I  P  E  D  B  O  U  L  D  E  R  S
W  D  E  G  G  U  L  P  T  C  A  T  N  I  L
```

- AERONAUTICAL
- ATROCIOUSNESS
- BOULDERS
- CHANCEL
- CHANT
- CONSIDERS
- DIPLOMATS
- EXPECTANCY
- GIMLETED
- GRANULAR
- HANDPICKING
- INTACT
- NECESSARY
- PAGANS
- PARFAITS
- PIPIT
- PLUGGED
- PONYTAIL
- PSYCHE
- REVISES
- SWIPED
- UNTIES

Puzzle #149

Assorted Words 149

```
G K V N O I T A T N E M O F M
V Y S R E V O R T N O C G K H
U F G N I K A E R B T R A E H
N J P A N C R E A S E S J O P
N N D C R K I P E N T A G O N
D E T T O J L V V O K B X G O
L T H D S L C A I N O M E D U
O O S T E R L V W L J Y B E T
H B N E I O E U Y T I H A T G
D C D E I U N G D K A Z H M R
I M V U S Z C A D E N C E S O
Q V B O R O T R C A D U Y J W
D I V V Y A M U I W B K H D I
B E F Q U A T E L C B H C C N
R O Y A L L Y E S K U C X X G
```

BADGERS	CONTROVERSY	OBDURATE
CADENCES	DEMONIAC	OUTGROWING
CANOED	DIVVY	PANCREASES
CATWALK	FOMENTATION	PENTAGON
CHUNKY	HEARTBREAKING	ROYALLY
CIRCUIT	JOTTED	
CIVILIZE	KLUTZIEST	
COLLUDED	LONESOMES	

Assorted Words 150

```
S Y S S N S V S U Y P A Y S O
K R D R Q E R S F L L A X Z F
Y V E C E A M E E E C G J B F
D T E K C I P S T D I E U H E
I E G D Y I T D E L U H R M N
V T L Y Y L Q N E T E R C S S
E C H B V T T M O H A W T X I
R G O U A Y I N U R S T S X V
S S N S E T N L A E F A S U E
D U E I E F S E A N Z C U J N
Q E S V L E R J G U O Z S Q E
W T T I O B P A Z O D S I X S
E J Y T S O M E E Y R W E N S
S H T R E B H U E W G P D R S
G P Z K C B Z P M T S X U F B
```

- BERTHS
- BETTED
- CHIEFS
- DUALITY
- EXTRUDE
- FRONTIERS
- HONESTY
- HOOVES
- MUEZZINS
- MUMBLING
- OFFENSIVENESS
- PICKET
- PROGENY
- RESONANTLY
- SKYDIVERS
- SMUGLY
- SQUASHED
- STABLED
- STATESMEN
- SWEAR
- SWELTERS
- TEEPEES
- ULCERS

Assorted Words 151

```
N E O C L A S S I C A L F V Z
R K S G L B Z F Y R V Q R Q P
U R D E P A R L E Y E D E V R
C O B W R R C E F Y F P G C O
K L R B I O V I M R U N U B H
S L X Z O N H Z T D J N R L I
A B A W C E D P A A V U G A B
C A L O U T E L A L M I I M I
K C R E V I R D E M S M T E T
M K O V M O N T A G E I A B E
J O K I N G L Y I K K S T R D
R S U O U T R O T Q C J E A G
Z G X S U L F A T E S I D I A
N O N S E N S E X P R X H N M
I E Q O L D E I N A Z G E C S
```

BARONET
CHICKADEE
DRIVER
DWINDLE
GRAMMATICAL
JOKINGLY
LAMEBRAIN
MONTAGE
MOUSED
NEOCLASSICAL
NONSENSE
PARLEYED
PROHIBITED
REGURGITATED
ROLLBACK
RUCKSACK
SEMAPHORES
SULFATES
TORTUOUS
ZANIED

Assorted Words 152

```
Y A X D G H S E R I P S E R F
V L E E E N G E L F F I N S E
C O N F I N I N G S L I O P S
J W I E S Y R R I X I W S G T
W Y S N S S L R A R A D S E I
Y I H D D E E G C E O F B N V
A T L S V E I N N H P L O U I
S J I O H B F T D I A P P S T
F M R N C C R I I R S I A E Y
E Q L X I C R L N T A U R S D
S A W A B L O O D I N W C C E
T N E C S K A R P X T E R C I
J U Q D R P Z K B Z Y E N O A
F Q U A D R I L L E D N L O F
E C C E N T R I C A L L Y Y N
```

ACCUSINGLY
ALKALINITY
APPEARING
BLOOD
BROCCOLI
CHAIR
CONFINING
DEFENDS

DEPLORING
ECCENTRICALLY
FESTIVITY
FORWARDNESS
GENUSES
INDEFINITELY
NONENTITIES
PORCH

PSALMS
QUADRILLED
RESPIRES
SCENT
SNIFFLE
SPOILS

Assorted Words 153

```
U K M Y D N A L N I A M K A F
R V D E R E T T I L T Z U A V
H E L I C O P T E R T R R R X
G N I R E L L O H D R I G M V
Z N P D E V A L S M A V E E X
P L U B B M J C W I C K N R G
D C B Y E T L U P A T A C C U
F N H C R A L R M V I I Y H A
F T I K I K P R J R V J O A V
S L S B B W T I V V E X W N A
E H T A E R W C Z O L R H T S
R X N V R R A U R K Y E V I T
T O G Z I S O L A C I N G N V
S E L B A N R U T E R K D G H
U S Q U A D S M I S N O M E R
```

ATTRACTIVELY
BERIBERI
CATAPULT
CURRICULUM
DEPOSITIONS
GUAVAS
HELICOPTER
HOLLERING
LARCH
LITTERED
MAINLAND
MERCHANTING
MISNOMER
REBIND
RETURNABLES
SLAVED
SOLACING
SQUADS
URGENCY
WREATHE

Assorted Words 154

```
E N C A P S U L A T E D U Y S
E C H E A R I N G S L Q P A A
S V Q P I N F E S T E D N M D
T I I C O N T O U R E D T M D
A S U T O P T D I H S E E L
R X I F A C I O R E O H R E
C T M U D T S L A W O T S E B
H W E G G E I E L C U W G D A
I D T U R N T R R A H R S N G
N O O G A L I A O F G I V E S
G V U L V A S L V H L E N H S
R E S T O C K S H I T A J G X
E R E S C U I N G E T U C J X
W B U R G E O N I N G O A J I
W N O I T I S O P O R P M C Y
```

ALFRESCO	HEARINGS	RESTOCKS
AUTHORITATIVE	INFESTED	SADDLEBAGS
BESTOWALS	LAGOON	STARCHING
BREDES	LINGUIST	TILLAGE
BURGEONING	MOTIVATED	VULVAS
CONTOURED	POACHING	YAMMERED
DROWSES	PROPOSITION	
ENCAPSULATED	RESCUING	

Assorted Words 155

```
S Y T R G N I D R O C E R G C
L E R S E T A R G N I M K S P
L A T T E I S K C U Y D E C A
E T I A I I R F W D K E N R R
S E A R N U T O I N N T N E T
E M N R O I C F G C K E E W I
C P A W G T S R O B C C L I S
U T R W I U A S I L L T L E A
R A C E M T E T A C I I E S N
I T H E L H T D C S P N D T S
T I Y R Q P V Y M I S G H M H
I O P D D E M O S J D A F A I
E N S T S I L A I N O L O C P
S S U R O P T I M I Z E R P K
L Y L L U F H T R I M D L M Z
```

AMPLER
ANARCHY
ARGUED
ASSASSINATES
CIRCUITRY
CLIPS
COLONIALISTS
DEMOS
DETECTING
DICTATORIAL
GORIER
INGRATES
KENNELLED
LOFTIEST
MIRTHFULLY
OPTIMIZER
PARTISANSHIP
RECORDING
SCREWIEST
SECURITIES
TEMPTATIONS
WITTY
YUCKS

Assorted Words 156

```
G C D E S U B A S I D T J I A
O R R T S G N O L E B H W T X
I Q A S G N O L O R P A T Q D
T L H N J Q O U G N I S W O D
T I B W A M M I W P J G D J I
G T E X T R A C T I N G H Z G
L E T P A I Y B P P R C K T D
W R N R H T G X M S U L Y T S
M A L E S S E N T P U R R O C
L R Q C R Y I N U E L S R J C
W Y L I N A J L I F H R L O U
S Z N S Y F T L P P N T A L C
C M D E L B B E P R U O E D I
E C N A S I U N S O U L G E F
M A L E D I C T I O N P Y Q T
```

ALRIGHT
BELONGS
CORRUPTION
CORRUPTNESS
DISABUSED
DOWSING
EXTRACTING
FUNGI

GENERATES
GRANARY
LITERARY
LUPINE
MALEDICTION
MALES
NUISANCE
PEBBLED

PRECISE
PROLONG
PURPLISH
STYLUS
TEETHE

Assorted Words 157

```
D Z R I C H L Y F I S R E V F
J S V W H O S O E V E R N Y F
C L E A N E R S E O L A S S S
T T M T E P E R M E A T I N G
M W R O A N B A N A L E R M V
U I I I T T I S Y B A B L I I
M N M N E O I M S K I M P W O
B R F W T S R L A G C V O C L
L M O P P E T C I T N I X V E
E L E T T E R S A B S I L R T
S R E B M I T P R R E I E O S
I N J U D I C I O U S D H E C
R E C O I L I N G S V X U O W
P R E C O N C E I V E S P T L
W I G G I N G N I H T U O M K
```

ALOES
BABYSIT
BANALER
CLEANERS
COLICKY
DEBILITATES
HISTAMINE
INJUDICIOUS
INTERPOSE
LETTERS
MOPPET
MOTORCARS
MOUTHING
MUMBLES
PERMEATING
PRECONCEIVES
RECOILING
RICHLY
SKIMP
TIMBERS
TRIES
VERSIFY
VIOLETS
WEEING
WHOSOEVER
WIGGING

Assorted Words 158

```
Q B Q B D I L D T E T E C A P
F L X S R E L A E D X N N P A
Z O D L I U N P T R A N J P R
S S O I K G N D O D E T Y A R
A L C T S S N C R T K P Z Q I
Y C I E P A Q A H I T N M T E
T U L S I A G S T E T Y K A S
G N I M U F T R X U S E L W H
Y O T F P B U H E F R E S H L
F O Y E R S R M G E H E H V E
I L T K V H V A U B A Y S R E
S N I A R G N I G I K B K N W
G N I T E L L E P G R C L C A
R E S T O R E R S Z E T M E R
W J I J E L B A R I M D A X D
```

ADMIRABLE
ATRIUM
BRAGGED
BRUNCHES
DEALERS
DENDRITES
DISAGREEABLE
DOCILITY
FOOTPATH
FOYERS
FRESH
FUMING
HAMPERED
INGRAINS
LEEWARD
PARRIES
PELLETING
POTTY
RESTORERS
SIGNATURES

Assorted Words 159

```
N V Z N C S L A I R O T C I P
M E A Y H A R E F I N E R Y O
S R G F T E S R E T C E P S S
L E X A I T R E L B B I R D I
W C K G N C A E W I G H R M T
E T A O O G I C A O Z A O A I
I P D D V S L O X F R S U T N
N R X E E N S I N Z T K T T G
C A E L R M O I O A C E E E J
U N V I U E A C P N D N R R U
B K G G M Q B N W P S O C I S
A S X H G Y J M K W I P S N Y
T T W T J Q T L U C T N M G N
E E E L J T K S E L I D G U U
D R X Y G N I N O I T N E M P
```

AFICIONADOS
CASEWORKERS
CATTY
CONVOKES
DRIBBLER
ERECT
GANGLION
GOSSIPPING
HEREAFTER
INCUBATED
LIGHTLY
LUMBERED
MATTERING
MENTIONING
NICKNAMED
PICTORIALS
POSITING
PRANKSTER
PUMPS
REFINERY
ROUTE
SPECTERS
STYMIE

Assorted Words 160

```
J B S A S H I B E R N A T E D
D O U X C O O L E S T I F Y O
I K U S H T A B D O O L B O Y
D S E T A N E H P Y H O E V L
D T I N S T I L L S T O R S A
S N G N E G O N I C U L L A H
Z E U N D F S G N I L O A G K
P P R O I R O N I M B Y S H T
R D G U R K F R L P A P H W A
I S M N T G A R K A V O I D S
V S V K I A R E E L N K N A X
A R I U E M E I L T I D G A G
T P R H R J A F A W F F I Q S
E T A R E V O L I F Q U T N J
E N I H C A M E F X A E L S G
```

ASHING
AVOIDS
BLOODBATHS
CHASED
COOLEST
DIRTIER
FAIRGROUND
FEATURES
FLAMING
FORKLIFTS
FRETFUL
GAOLING
HALLUCINOGEN
HIBERNATED
HYPHENATES
INSTILLS
LANDING
LEAKING
MACHINE
MINOR
OVERATE
PRIVATE

Assorted Words 161

```
X P S C R A T C H I E R G Y S
B M C D S U O I T N E T E R P
Y O A D E N I T E L L U B W S
M T R Z Y N X L L M I Q W B T
G S B Z L P O I T I P A W B H
T E O T J I G I E N J O R B R
C R N P Z D R K X T L E U G A
C H A R A C T E R E I J D K L
R Z T W E Q Q G P D L R T Z L
J E E N L J U L N M N P P S D
W C F H A S A E M I I O M S O
Q F Q L I N U N D A T E S O M
U Z A X E F S H C T O L P S C
S A Z Z H X W O V E R L O O K
P A W N I N G P Z R Z J I M B
```

BULLETINED
CARBONATE
CHARACTER
COMPLEXIONED
GENRE
GRAIL
IMPERIL
INUNDATES
MINTED
MOLTING
OPAQUED
OVERLOOK
PAWNING
PRETENTIOUS
REFLEX
SCRATCHIER
SPLOTCH
SPRITE
THRALLDOM
TRAWLS
WAPITI

Assorted Words 162

```
S R E T A W D A E H K Y A Q I
I R Q D A Y D R E A M I N G N
N M U J O E S I C R O X E D S
E G D D E Y Y R X Z U C J X E
Q G N I T C A R E T N U O C M
U W G A R H O D E Y V Y R W I
I I M P J T A N J N O V U J N
T D E H S T I Y V B E F A F A
A O A R A P H E D E B E N O T
B W T A G C P G S N R U R E I
L E I G P L A N K T A S O G O
E R E M S E I D D A C H E F N
V T S E I R G N U H T A L I U
I N T E N S E R G N I K C O H
L U F I C N A F E L P O E P B
```

BRACT
CADDIES
CONVERSE
COUNTERACTING
DAYDREAMING
DIAPHRAGM
DIRTIEST
EXORCISE
FANCIFUL
FOYERS
GREENERY
HANDY
HEADWATERS
HOCKING
HUNGRIEST
INEQUITABLE
INSEMINATION
INTENSER
MEATIEST
PEOPLE
PLANK
WIDOWER

Assorted Words 163

```
K F C R E D I D N E L P S I R
R G Y N E C O L O G I S T S L
C R E A R R A N G E D B Z H K
R E E Y F S E W B S C O P E H
E S A G P L N K A A Q W Y R A
M G F P S R O E A I N H D R I
A R F U F W I U T M L H O I R
T I R N P W A N N T M E W N B
E N A G N T S L C D A L D G R
A G Y E A C F A F E E F I S U
Z O S N O C A E D H S R N F S
W S S T N E M E R U S A E M H
Y C O N S T R I C T O R S D E
C O N S I D E R A B L E S Z S
C N Z S E I T I N A M U H N I
```

AFFRAYS
CONSIDERABLE
CONSTRICTORS
CREMATE
DEACONS
DOWDINESS
FATTENS
FILMMAKER
FLAWS
FLOUNDERED
GRINGOS
GYNECOLOGISTS
HAIRBRUSHES
HERRINGS
INHUMANITIES
MEASUREMENTS
PRINCES
PUNGENT
REARRANGED
SCOPE
SPLENDIDER
WAILED

Assorted Words 164

```
U F O P O P U L A T I N G Y I
I M A N I A R E D R A W I N G
T N R S R R E S E M B L E S R
P S G A T O J E C B P E S P L
R E C R D I P M O S B V E U Y
O R Y D A I D V V L X I R D P
B I C W U I O I X L B A P D M
L A L D R G N I O S L T E I X
E L A C D R J E N U A H N N P
M G M W E M F N D G S A T G E
A D E D N U O T S A T N S X A
T W N B R D S S E N E S O L C
I G N I T S I X E E R P A B H
C S N O T S E C N E S B A W L
B I N O M I A L T E A S E R S
```

ABSENCES
ASTOUNDED
BINOMIAL
BLASTERS
CLOSENESS
CYCLAMEN
FASTIDIOUS
INGRAINED
LEVIATHANS
MANIA
PEACH
POPULATING
PORNO
PREEXISTING
PROBLEMATIC
PUDDING
RADIOING
REDRAWING
RESEMBLES
SERIAL
SERPENTS
SNOTS
TEASERS

Assorted Words 165

```
P E L D S P L G N C B U V D S
G F C C I E E E N R H Y S C O
L V G O O V T N J U O K B S U
E A Y N N S E A T S L D F H T
U N N F I O G R G H E Z A A H
P S O O S S M N S E O M N C W
J E S R M T I I I N U I K A
G F R M K R C C C L O J S L R
M N V I A N O E M S E N G E D
W Q I T O O K H L U N D B J S
E Q P Y C D R B Y G C O O V A
Y C U K R S L I A W E R M M K
L X G I D D Y I N Z J N I Y O
G S T C E S R E T N I B W C A
T N E T S I S N O C N I P X O
```

ADORN
CIRCUMCISING
CONFORMITY
CRUSH
DIVERSION
DRYING
ECONOMICS
GIDDY
HORMONAL
INCONSISTENT
INTERSECTS
KRONE
LIMES
MODELINGS
NEGATES
NEGLECTS
PENTHOUSES
PERIOD
ROAMS
SHACKLE
SOUTHWARDS
WAILS

Assorted Words 166

```
Q  S  S  E  L  R  E  H  T  A  F  D  B  W  C
X  P  E  H  A  I  R  I  E  S  T  M  F  W  R
B  L  D  I  S  T  I  L  L  A  T  I  O  N  S
T  R  A  I  S  R  E  S  V  L  H  A  M  O  C
D  N  S  N  Y  L  E  S  R  T  M  W  W  Z  R
Y  E  E  E  O  L  I  T  P  E  O  A  A  L  O
S  A  D  G  T  I  S  V  A  R  T  N  R  A  L
R  R  L  R  I  A  T  S  E  B  O  N  P  D  L
R  O  E  E  A  S  N  A  E  D  E  C  A  Y  E
S  O  V  C  D  W  N  I  R  L  E  D  T  H  D
E  Q  T  E  I  N  A  A  M  I  W  R  H  Z  C
J  P  H  N  R  F  U  G  R  U  P  A  A  C  K
V  O  G  S  A  D  F  O  N  T  L  S  L  D  M
R  B  F  U  S  C  X  O  R  O  N  L  N  F  U
Q  D  Q  S  L  U  I  C  E  S  C  I  I  I  Q
```

AWARDED	DISTILLATIONS	ROUNDELAY
CANTOR	FATHERLESS	ROVER
CENSUS	FLAWLESSLY	SCROLLED
CHANTERS	HAIRIEST	SLUICES
CONGA	ILLUMINATES	WARPATH
CORPSE	INSPIRATIONAL	
DAREDEVILS	INTRANSIGENT	
DEBATERS	OFFICERS	

Assorted Words 167

```
N G G S J D E H C E E S E B B
F A R N E D E R A D W Q F E A
B W G O I K S D R O W D A E H
I A H N I T A H N S P U T E S
O S N O I R L B K A T Q I P L
T M A K M C E A M I H I V F Q
E P O K R E N T M A E M P Y
C A P P R O V I N G L Y R E W
H O T D F A L E M A R C N A R
N S Q Q E K P L R I G E K E B
O B H I M D E H S I B R U F K
L N O I T A Z I T E N G A M I
O X X D K O O K I N E S S D A
G J T S L A R R A P A H C C G
Y D M S S E N I C I U J X Q J
```

ANTERIOR
APPROVINGLY
BANKROLLS
BAREHANDED
BESEECHED
BIOTECHNOLOGY
CHAPARRALS
CLAMBAKES
DARED
FURBISHED
HEADWORDS
JUICINESS
KOOKINESS
MAGNETIZATION
MALTING
MINCING
PARKAS
REMITS
SETUP
WHOMEVER

Assorted Words 168

```
X T K B B A S I L Y U M Q U I
Z H E S D R A Y H C R U H C N
Y G N I M R A F R O B A O N T
A H N G M A E R T S N W O D E
Q T E S E N I W T N E T F L R
M N A U Y G H Z O C B A R O N
A S A D V E N T U R E S I A I
G I R Y B R R C U G M J E N S
N N S E K P U R P O S E N W T
E U I S T V A C U U M E D O S
T S E L O H Y B B U C G L R W
O Z F T K L G A Z G I Z I D H
S C D R K C O I D G K W E B R
M A J X X G U C F D I T S B H
P K A E X P E D I E N T T S M
```

ADVENTURES
ARRANGER
BASIL
BIGMOUTH
CHURCHYARDS
COLOSSI
CUBBYHOLES
DOWNSTREAM
DUCKLING
ENTWINE
EXPEDIENT
FARMING
FIGHTERS
FRIENDLIEST
INTERNISTS
LOANWORD
MAGNETOS
PURPOSE
VACUUMED
ZIGZAG

Assorted Words 169

```
J D E T A R U G U A N I E G R
T S E I T S G I P B I W Y E A
A S N T K M G N I L D D I W T
N M T O A S A W O O D M A N I
F C U N I C X L S O R A T O F
R A P S E T I X T D Y C B X Y
L D U G I D A D P S P L U G I
Z A A L L N I S A T T C L D N
D M N E T D G C R R P N Y E G
A E I R H I E L C E E E I W J
H U T N E R E G Y A V L C O Q
G H O F D T I R G M P N I X P
M X W W A F A A H A V P O T E
P I T R H H U R R X J B V C W
K T Z G Z J S L F M D G Y H P
```

ACCIDENTS
AIRHEAD
AMUSINGLY
BLOODSTREAM
CONVERSATIONS
ERADICATED
EXCEPT
FAULTIER

FRATERNAL
GULPS
INAUGURATE
JAGGED
JELLY
MALTS
MINDFUL
PIGSTIES

POINTS
RATIFYING
SHAFTED
TAROS
TWIDDLING
WOODMAN

Assorted Words 170

```
C Y L S U O I R B U G U L E Q
L O O Y T I L I B A S N Y F C
I E L R B R O A D S W O R D S
N N Y L E E C O S Y S T E M S
E B A R E H A N D E D I B Q P
A C S P H C C R S Y C R M N O
L J N I J H T E O P N U T A O
L K H E S U S O L R I T Q N L
Y B A N R A N E R R U G C T E
A O B S B E I K E V X J O I D
R S T N O R F R E T A W N T I
U P E A P Q M F O T H E K O S
S M U R B W M G I S I E I X C
F O R E S T E R S D P N G I F
Q E P D P E R F E C T S G N J
```

ABILITY	ECOSYSTEMS	PSORIASIS
AMISS	ENSNARED	SEETHE
ANTITOXIN	FORESTERS	SPIGOTS
BAREHANDED	JUNKETING	SPOOLED
BROADSWORDS	LECHER	WATERFRONTS
COLLECTOR	LINEALLY	
CONJUROR	LUGUBRIOUSLY	
DIFFERENCE	PERFECTS	

Puzzle #171

Assorted Words 171

```
A S R S E H C U M R E V O E A
N S P D S H O W I N E S S N Z
G Q C E E W Y J N U N U R Q U
I E A E L P P N S Q D Y W U S
O V B U T H P Q E C Q L Z I M
P E A D B I C E C O M F C R O
L R R I D S C S T N A C S E D
A Y E G G X T I S S O F U D I
S S T I M R D N S U R R G J F
T M E T U M C W A M M O X U I
I A K I A N T A N I A Q O X E
E R G Z D H E M W N V R U D R
S T C I N D C N J G Q E R M W
F E D N I P A R R E T G D Y M
A D A G H O U L T I P P I N G
```

ANGIOPLASTIES
ASCETICISM
CABARET
CHATTY
CONSUMING
DESCANTS
DEVIANTS
DIGITIZING

DOORSTEPPED
ENQUIRED
EVERY
INSECTS
LADDIES
MARRY
MODIFIER
OVERMUCHES

SCHLEPS
SHOWINESS
SMARTED
TERRAPIN
TIPPING

177

Assorted Words 172

```
S E F N S L O G A N N A E V A
H E L S I D S E L F F U C S G
O M I B T N N K R L Z N Y R N
G W T F I Y C O V U L A T E S
G Q J R I S L I P S L W Z B L
D I Z H E R S U T T O A X U K
S E I R C V U O S E E D V K M
J E M S S R L P P R M B J E O
F O C A S H E U G I S E W N B
D E T A N E T A C N O C N R T
N M J N F K N O L G I A J T U
S E L V E S C R L T K S E A S
F V V F F M C I U S O N W M E
I D Q P F Y I C N O W R C O R
E R A T S L A P L N S N U N D
```

CONCATENATED
CULVERT
DOWSING
FACES
FLUSTERING
INCITEMENTS
NICKNAMED
OBTUSER

OVULATES
PIMENTO
PONDS
POSSIBLE
PURIFIES
REALTOR
REBUKE
SCUFFLES

SELVES
SLOGAN
SLOTHS
SOURNESS
STARE
STYLUS

Assorted Words 173

```
D X P I F P I C N I C K E R S
A E Q Q O L U E F V J H Q C M
N P T H S S U N L P H U W S K
E R P A X T R O I T N F V N I
H O E L L R N E R S S C S R C
O I X I I P B A M E H I S F K
U L H J S C O B L U S E H V I
S S A B S S A R A A S C S T E
E R L C F C O B T R H N E E S
B Q E E U N M L I C E N O D T
R N D T M N Q U G L E L I C E
E C C M L M A R D P I L Y M U
A E L D D A U S S X E T E R B
K F P B N J W P I F T Y R E
Y G R E T T O R T E B O L G E
```

ADDLE	FLUORESCED	PUMMEL
ALTER	GLOBETROTTER	PUNISHES
APPLICABILITY	GLOSSIER	THISTLE
BARELY	HOUSEBREAK	
CONSUMERS	INHALANTS	
ELECTROPLATED	KICKIEST	
EXHALED	LACUNAS	
FIFTY	PICNICKERS	

Assorted Words 174

```
U W E N E R E N I B M U L O C
E P M M C T A F F I E S F D Z
W C I O V S L I S C E L E U B
I P N N S U O I T P A C E M T
X C E A F R O C I X L J G M H
P L N U T G F S R R I H S I V
P U T R U P N A N O R T U E N
A G L A B R E A K F A S T S V
N Z P L C X S C P E P P E R Y
I F H A E Y S Y C A T X Q R L
C G N I N R E T T A P A Y B O
S E H S I F E L T T U C R N X
E X P R E S S I N G E L P P C
E C S T N E V E N O N O J E S
C O O P E R A T I V E L Y O Y
```

ACCEPTANCE
ALOOFNESS
BREAKFASTS
CAPTIOUS
COLUMBINE
COOPERATIVELY
CUTTLEFISHES
DUMMIES
EMINENT
EXPRESSING
MONAURAL
NEUTRON
NONEVENTS
PANICS
PATTERNING
PEPPERY
PULLER
RENEW
SHIRRS
SPRAT
TAFFIES

Assorted Words 175

```
N D S A T S R E P A P Y L F T
M A M S S G R T C N I C E R P
S W A J K E N G R A V E D M K
C D L E D R L I S S R U C E R
U L L Q P E A D K P N C F L S
F I P Q D I I B D N B O K O L
F N O D B D R F M O U X T D H
L G X G E G C T I E C D J I A
I N G L N T N O S D P K L O P
N A C Q U I T I N G O F Z U W
G X C I M F D O L D N C Z S A
R Q J L B X X A L L O B T L V
L E N P A R H S L L A R R Y I
R I G H T M O S T B A C S L E
X G G N I Z I D R A P O E J R
```

ACQUITING
ALLOTTED
BENUMB
BLADING
CALLING
CODDLES
CODIFIED
CONDORS

DAWDLING
DUNKING
EMBARKS
ENGRAVED
FLYPAPERS
JEOPARDIZING
MELODIOUSLY
PITONS

PRECINCT
RECUR
RIGHTMOST
SCUFFLING
SHRAPNEL
SMALLPOX
STRIPE
WAVIER

Assorted Words 176

```
K T Y I E O G A B Y E N O M H
W C G I Z X V S O M E O N E S
E O E N T I J Q W Z J G Z L N
Y N G S I T I C I D N E P P A
S G A L E T O K N U L C X M V
R R O C A X U O G K N Y H H I
E E A L I D P B H W L R Y W G
A S A B O R I U I S B Q R H A
P S E H E I R O R R M Q O B
E W N H I D M U L G T E T O I
R O F L Z V I E H U A S V P L
S M S P O R T S D R S T I O I
H E U I R E O D L I V E I D T
X N A W D E S S U L P P S N Y
A U I R J F G I G G L E S E G
```

APPENDICITIS
BOWING
CLUNK
CONGRESSWOMEN
DISTRIBUTING
EPIDEMIOLOGY
EVILDOER
EXPURGATING
GIGGLES
GLADIOLUSES
HURRICANE
MONEYBAG
NAVIGABILITY
OVERSHOOT
PLUSSED
REAPERS
SIDEBAR
SOMEONES
STROPS
WHOOP

Puzzle #177

Assorted Words 177

```
E V I T E R P R E T N I C Y V
A R F V G K D I Z Z I E S T D
Z H E L L O S I H B T T K P N
E S Y J A L I L S S M L B I N
G T E R G P M R M A R B H L R
U J A P U M P K C B V I R F E
S E J D T F A E A O P O A E F
L N M W T E R V R T E Z W R U
T I O M S S T Q N U T Y P E N
F N N I E E O R A L Y E O R D
M D A E T M G P T I J S S S I
D P A R F P Y U I S N R E T N
I I G N Y E U Z O M L Q X O G
O L U D G T E R N G N T O Y P
L I S N E T U D E E P P L B I
```

AIRSHIP	FLAPPER	POSTDATE
ATTEST	GOUGES	REFUNDING
BOTULISM	HELLOS	SEPTET
CARNATION	IMPART	TYRANT
DISAVOWED	INTERPRETIVE	UTENSIL
DIZZIEST	LINEFEED	
ENZYME	PILFERERS	
ERUPTIONS	POESY	

Assorted Words 178

```
U H L A C I D E M A R A P F B
O B S E O O Y L D I M I T U I
V Z D D A G N I L G G O T R C
S S Q E U S H V R E S P I T E
P E T S T W H E E Z I E R I P
R O I R H R R I S R Z F P V V
O S H R O E E F U N G U S E S
P K J J R F I V D D O E T L A
H U P D I E F K O E I O N Y F
E A C H N R B E H R M R G C X
T I W A G C T K B S T M R A E
D E T A T I P A C E D N E O L
D S E I M E H P S A L B O T T
S E T A I T I V O N L R T C S
M O L L I F I E D C Z B N J B
```

BLACKBERRIES
BLASPHEMIES
COAUTHORING
CONTROVERTED
CONVERGENCE
DECAPITATED
EFFORTS
FUNGUSES

FURTIVELY
LAGOONS
MOLLIFIED
NOVITIATES
PARAMEDICAL
PROPHET
RESPITE
SHEIKHS

STEMMED
TIMIDLY
TOGGLING
TORRID
WHEEZIER

Assorted Words 179

```
O G N R E K C O M Z I S R X H
V A F B M C O U N C I L O R Y
E E B R A Y S G N A H R E V O
R C S O G X U L Y P D C O H A
H U W U I D A C O P I N G S U
A S D N C H L A E U H Y Q W I
N T Y D A X L H D C K T A B K
D O M E L C E B B C A X O B A
S M I D P S R V A I Y Q B R L
B I N D I N G S G N I M A L F
D Z U D R E I D O O L B W O D
P I N J L K S Z F S E C Q R A
N N C F S E T A N I M R E G N
T G T E T J F L A G S T O N E
C Z Q I Y A O V E R H A U L Q
```

ALLERGIST
BINDING
BLOODIER
CAPPUCCINOS
COPINGS
COUNCILOR
CUSTOMIZING
DICEY
EXCUSE
FLAGSTONE
FLAMINGS
FROTH
GERMINATES
MAGICAL
MOCKER
OVERHANDS
OVERHANG
OVERHANGS
OVERHAUL
ROUNDED

Assorted Words 180

```
G N I P P A N D I K V U E S N
N C T Q P A T R O N Y M I C M
S O O S S E L E R U S A E M E
S U I X L U D E R O B A L I S
D E O S N B U R L I N E S S S
I G T T S O T R A W J W S S E
S A A A I E I X S Y O W P P N
C N X V C U R T G E K U I E G
I G O G I I Q P A Q L C O N E
P L N R R T L I X R E F A D R
L I O P O M A P N E B E I B S
E O M K Q U I M M I N E D R Y
S N I J N Q Q O I I G V L Q I
T S C L T N O I S N E L C E D
U M T N E C S E L A P O K E C
```

BACKYARD
BURLINESS
CELEBRATION
DECLENSION
DENIM
DISCIPLES
EXPRESSION
GANGLIONS
IMPLICATES
INIQUITOUS
KIDNAPPING
LABORED
LIQUOR
MEASURELESS
MESSENGERS
MISSPEND
OPALESCENT
PATRONYMIC
RIFLES
TAXONOMIC
VITAMIN

Assorted Words 181

```
F  S  S  E  D  C  K  G  A  L  K  L  O  Q  Q
P  M  E  T  K  S  Z  G  N  R  U  M  H  B  Q
L  E  X  E  N  X  E  G  N  I  S  S  U  F  F
A  L  P  G  L  A  R  A  N  I  E  F  T  H  L
G  T  O  E  N  O  D  T  Q  O  V  E  F  G  A
U  I  R  R  T  I  R  R  N  R  L  A  C  F  T
E  N  T  Y  Z  H  L  A  O  A  M  R  E  M  T
A  G  I  U  M  J  X  E  P  M  L  H  U  H  E
B  G  N  I  D  L  I  U  B  Y  D  O  B  F  R
L  M  G  T  S  E  I  M  L  A  P  O  O  V  I
E  T  A  R  B  I  L  A  C  Q  L  D  B  C  N
A  R  I  S  E  N  H  A  T  O  X  S  R  S  G
C  G  C  S  Z  H  Q  L  T  L  R  X  M  Y  L
H  N  A  R  C  O  T  I  C  E  Z  M  C  Y  Y
N  I  N  N  O  C  E  N  T  E  S  T  S  W  L
```

ARISEN
BLEACH
BODYBUILDING
CALIBRATE
COOLANT
CORMS
ELATES
EMCEEING

EXPORTING
FLATTERINGLY
FURLONG
FUSSING
HEAVING
HOODS
INNOCENTEST
LABELING

MORDANTS
NARCOTIC
PALMIEST
PAROLEES
PLAGUE
SMELTING

Assorted Words 182

```
P X X H U D D L I N G C H P V
L O Q U A C I T Y I R A O O D
T C O L L A T E R A L J U R I
D R C E K K G I E T I M S P F
E E B M A R E R R I T S E O R
B T D E L G N I J R O E B I U
U A L D I E I U Y G N A R S S
N I C R E A T I V E L Y E E T
K N X Z S L S Z M M P C A D R
E E P S D D S C H L E P K E A
D D Q D I A M B I C Q D I S T
E U A C C O N F O R M A N C E
Y O D E L P X C Q B N Z G B S
C I T S I T O G E S Y M R W Z
K B I N C O N T E S T A B L E
```

ALKALIES
BOBSLEDDED
COLLATERAL
CONFORMANCE
CREATIVELY
DANCES
DEBUNKED
EGOTISTIC
FRUSTRATES
HOUSEBREAKING
HUDDLING
IAMBIC
INCONTESTABLE
JINGLED
LOQUACITY
PORPOISED
RANGY
RETAINED
SCHLEP
SMITE
STIRRER
YODEL

Assorted Words 183

```
L M R S R P S T U H D E M O H
G A G J K O R T S E H S A R P
O L T R N N G I R X D C B J M
I O D I A R A E V E C Y E V U
Q X R I P M E Y R A V G D Y C
D I S F S S M H Q W T N R H K
O N Z M O P O A C F Z E O F R
C G W E O R O H T A O T C C A
T L P O E C M S P I E S K W K
O N A Z T O T L I N C R R B I
R D A S T E U I E T E A P X N
A P V L H N M J S S I U L M G
T T F O R E B O D E S O R L W
E J C P R E S C H O O L N O Y
J D S H A L F B A C K S Y S N
```

BEDROCK
CLASHES
CONVERTS
CYGNETS
DISPOSITIONS
DOCTORATE
FAINTS
FOREBODE
FORMLESSLY
GRAMMATICALLY
HALFBACKS
HOMED
HOMETOWN
HOSPITAL
LOXING
MUCKRAKING
NEURON
PREACHER
PRESCHOOL
PRIVATE
RASHES
ROGER
SITCOMS
YANKS

Assorted Words 184

```
V X C S E S S E T N A I G Z L
X S C I N Y C R R T I P P E D
P S T K P K A Z O O S S B T D
O F S Z H H N Y U H B D V Q Y
L F N E J S E N M F P R E T P
L Z C A N T E R I N G S O J O
I D X G T S U L I O W B O F U
W K E N K S U O B N L P X H X
O N P C S B O O P B G R Y P P
G T Q S A R I D I O I U I T M
S S E Z I N O G A C R D C S P
P I N K E S T H R C A D K S Z
S E C I M U P E B T O D H P Q
D E S O P O R P R A M V U N W
W G I N N E D A U G G R A A K
```

ABHORS
AGONIZES
AUDACIOUSNESS
AVOCADOS
CANTERING
CIPHERING
CYNICS
DECANTER
DIBBLES
DROPOUT
FORBORE
GIANTESSES
GINNED
KAZOOS
PHOSPHOR
PINKEST
POLLIWOGS
PROPOSED
PUMICES
SIRLOIN
TIPPED

Assorted Words 185

```
N  A  S  D  E  N  I  A  D  R  O  W  V  T  Z
E  C  S  E  Z  I  S  R  E  V  O  S  B  U  G
Z  N  O  T  I  M  R  E  T  S  G  N  A  G  H
T  S  I  M  P  S  E  B  Q  G  G  Y  C  F  G
C  Y  E  H  M  M  T  P  D  Z  P  B  K  E  P
S  M  V  Z  W  O  E  O  A  Q  R  Q  U  Q  D
P  G  C  G  I  E  D  T  O  R  E  L  P  M  A
Y  K  N  G  N  G  L  I  T  F  D  A  V  G  L
O  G  R  I  N  I  O  E  T  A  C  O  L  L  A
I  V  N  O  L  I  L  L  C  Y  A  C  J  Y  R
L  M  E  I  W  I  G  G  O  T  K  H  I  C  M
S  Y  J  R  N  E  A  G  N  H  I  C  C  E  I
M  I  P  T  U  I  R  M  I  A  T  O  G  R  S
H  M  M  D  M  S  E  I  Q  D  M  N  N  I  T
D  A  J  U  J  X  E  R  F  U  V  T  A  N  S
```

ALARMISTS
ALLOCATE
AMPLER
ANTHOLOGIZES
ATTEMPTS
BACKUP
COMMODITY
DIGGING
DRAPE
ELECTION
FIREWORK
FOOTSIES
GANGSTER
GLYCERIN
MAILINGS
MANGLING
ORDAINED
OVERSIZES
OVERUSE
REINING
WHINE

Assorted Words 186

```
D B A N N E D E L B M U T F I
E W I B F Y L E T A N R O E N
P E W D C E I G D E G R U S D
M H J H E G N M I R T H C R E
C O C C I T N T C D A S I E L
P R S Z P N S I O M A U V N I
E I Q S G N I Y L E R U G A C
S Z E U E I I K A P O O L S A
S O R E U N S A N B M T R C T
I N N G A Q E U D E O U T E E
M T D G N I K C E D E B R N L
I A O S K N U P R E B Y C C Y
S L V S K Y D I V E R Q P E J
T L P P B S C G E K I L D O G
S Y G N I S A B E E R F Z Y X
```

BANNED
BEDECKING
BIDETS
COCCI
COLANDER
CRUMPLING
CYBERPUNKS
FIERCENESS
FREEBASING
GODLIKE
GUARDED
HORIZONTALLY
INDELICATELY
MIRTH
ORNATELY
PESSIMISTS
POOLS
RELYING
RENASCENCE
SKYDIVER
SURGED
TUMBLE

Assorted Words 187

```
N T I T A E B X Y S S A L G S
U S Y E L T O M T N E C C A W
K W I V A O B F T R J W U D A
C G N I L D W A D T E X T S N
O S D R O W H C T A C Y O M K
M E L Z Y T I L A N A B E E E
E C C L A P T R A P T H R R D
D N Z Z L D E R I S I O N X P
I C H O C K S F I E L D E R S
E G M W K D O O H I L E V I L
N S P K R E N I A G R A B H I
N S N O I T A N R A C N I Z R
E N I U P Y L E S R E V R E P
W T G J L U X U R I A T E D D
C A Y H P A R G O E R O H C J
```

ACCENT
BANALITY
BARGAINER
BOBWHITES
CATCHWORDS
CHOCKS
CHOREOGRAPHY
CLAPTRAP

COMEDIENNE
DAWDLING
DERISION
FIELDERS
GLASSY
INCARNATIONS
LIVELIHOOD
LUXURIATED

MOTLEYS
PERVERSELY
PREYER
SWANKED
TEXTS

Assorted Words 188

```
G N I R E V A L A P B E S I L
G S E L A R O T C E L E P N R
U D E H C N Y L W M U G R T X
O D C S R S E V I A E X I E D
R Y O K U D N A P U G O T R R
T T S C I T P O Q U R G Z C E
R A N A L G E S I C A G I E V
I O P E N H E O P T S I N S O
L M L M S Z C F F O S R G S K
L D C K C B H Z E H O A R I I
D E R E T S A M T A V L B O N
V B O M J I N D I C A T I N G
P O C O V E T O U S N E S S D
I X Y A Q L Y T A D P O L E I
M A L P R A C T I C E S M X M
```

ABSENT	INDICATING	REVOKING
ANALGESIC	INTERCESSIONS	SPRITZING
BASTIONS	LOOPS	TADPOLE
BLUEGRASS	LYNCHED	TRILL
CHANTY	MALPRACTICES	
COVETOUSNESS	MASTERED	
ELECTORAL	OPTICS	
FOETUSES	PALAVERING	

Assorted Words 189

```
Q Z E E D H R S S Z I O Z I B
L Z A G F O E E G D I X V A Y
M W P N N R M L V N R B V C P
I U H A T I F I M I I A V C C
N J I T C I R E C E V V H H W
C K L S H C B E C I T I A S L
L T O E A O U O D N L E N R A
U F L H N N S M D N A E D G V
D I O X E Z M P U I U G S Q I
I N G V N K E Y I L E L E G S
N N Y X X X I O G C A S B L H
G Y R E T A N I M R E T X E E
V T B I L L I O N A I R E K R
I T S L I A M K C A L B J L R
E H T A W S T N A N G I L A M
```

ACCUMULATE
ANTIBODIES
BILLIONAIRE
BLACKMAILS
BLUNDERING
DOMICILES
ELEGANCE
EXTERMINATE
FINNY
GYMNASIUM
HELMETED
HOSPICE
INCLUDING
LAVISHER
MALIGNANT
PHILOLOGY
RAVINGS
REVIVING
SHARDS
SWATHE

Assorted Words 190

```
V Y I O R U P T U R E D D B X
P L A N T I N G E C F L D V C
X U E D V M N A E M F W E Z S
B T N X E E E M E Q L X T T Z
E W A W H M S D R S U X A O T
T O N B W I I T O G E J C R R
P F U U S H L J O M N T H N P
D E M H B C B A O R T T A A E
E R I T I K I A R H S G B D R
B U S H I N G S G A N L L O S
U R M Y D C E F S E T S E O O
N I A N J A O R H A D E J M N
K V T I G N W I T M S O I E A
S E I G N D M T R A P S B N G
C N C Y M Y E A D N U S H C E
```

ABSCISSAS	DETACHABLE	PLANTING
BODEGA	EFFLUENTS	RIVEN
BRAINY	EXHILARATE	RUPTURED
BUSHING	INERT	SUNDAE
CANDY	INVESTORS	TORNADO
DATES	MODEM	TRAPS
DEBUNKS	NUMISMATIC	TWOFER
DEMIJOHNS	PERSONAGE	

Assorted Words 191

```
E Q O A W R S S L N B D L F V
K T A O A T E R U E W B X W S
R E U E K L R I E L V Q V W U
S E E B S S E A N S L E J H R
T B K N I E E M D I U A L J R
A D E I S R I Z W U A O H A E
N A J N B E T R I H C R O P A
D S U U I G R S A R J E A R L
O O L G D T N U I D O U S K I
U U T E E T N I L D I H R T S
T S P Z S R H E I I E P T E T
S P O O N E D V D X A R A U S
M I S G I V I N G O A F T L A
K R E S P O N D E D U T H F V
Y P Z Y S R E L I A T E R L O
```

AUGER
AUTHORIZES
BIDES
BIKER
DENTINE
DIESELS
FAILURES
KEENS
LAPIDARIES
LEVEL
MISGIVING
PHALLUS
PORCH
RAINIER
REDISTRIBUTE
RESPONDED
RETAILERS
SPOONED
STANDOUTS
SURREALISTS
TAXIING
TRADUCES
USERS

Assorted Words 192

```
B D S M N N K A E U Q S P I P
I L L R N O I T A N I C S A F
R U U D E Z I N O L O C E D P
D B I N M Z Y T C W X L E Z P
B A O E T S I R A P A B A S R
A C L G Q E S R R L I R Z I O
T K A A N J S E O A U B T R S
H S S I E I D T N D C P B Y P
F I E P R S E E C H O S O A E
Q D V S U B N E S Y S E I C R
G E M Z R H R U S W X I D M I
I S V F I E S U P R O G P L N
E W V F Z X V U S W E R B M G
S H I V E R E D P H J V D B I
S B Y A B Y S M A L W E O Q L
```

ABYSMAL	DECOLONIZED	PROSPERING
ADVERSEST	DEODORIZERS	PUSHUPS
AIRBRUSH	DROWSED	RABBI
BACKSIDES	FASCINATION	SHIVERED
BIRDBATH	IMPISHNESS	UNSEAL
BLUNTEST	MISCARRY	WARTY
BREWS	OVERSEEING	
COPULATION	PIPSQUEAK	

Assorted Words 193

```
G X Z N Y D E L L E P S S I M
V N G I P L O D D E R S C U J
C O P I N G S V R E N E W P X
G D E T I N U S I D L U H N Q
C V X S U A S D E J A Y E M
L O M B N G I H E L E G C Z L
E R I F S I M R T D E O N O W
K D P H O T O W E R U S E A L
Z G N I S I H C E T A C A D G
K N A S R E T N U O C E T E O
J L A O L C A R D B O A R D C
Z Y R O T A R G E T N I B M A
D I N S T I G A T E B Q I G L
O G N I N I A R T S N O C M Y
V J E E F F U S I V E L Y O X
```

BACTERIA
CARDBOARD
CATECHISING
CEASELESSLY
COINS
CONSTRAINING
COPINGS
COUNTERSANK

DEDUCT
DISUNITED
EARTHS
EFFUSIVELY
INSTIGATE
INTEGRATOR
LOCALED
MISFIRE

MISSPELLED
PHOTO
PLODDERS
RENEW
VIDEOED

199

Assorted Words 194

```
R S L I E U T E N A N C Y H J
R E K I N O M I S C R E A N T
M L D P L K D E D E P M A T S
T S Y N E V I S S E R P E D V
P O F J E P O F P V D A H Q P
U N F E S M N O N V E R B A L
Y K Y F S G N I T A O C E C S
V A I L A T I N E G V A O H C
D E T A U D A R G A A H G O O
M E P C E W A L G S M O I E O
O R I A X X P C R R G O S S T
Z S S P S T A R T E D T N M E
T M W E E K T H G U O S E B R
O M H S A N N A D N A B I O S
S C H L E P P D A N K L Y W U
```

ACTUAL
BANDANNAS
BESOUGHT
CAHOOTS
CAPES
COATINGS
DANKLY
DEPRESSIVE

FESTAL
GENITALIA
GRADUATED
HERDED
LIEUTENANCY
MENDER
MISCREANT
MONIKER

NONVERBAL
SCHLEPP
SCOOTERS
STAMPEDED
STARTED

Assorted Words 195

```
N D C V K R C D Y M B C U V C
X B O B T A I L S N D A P G O
T I C K E T E D E L O J S L C
S C R G E W C V N A Z H Q N I
Q Y O L A N R A C Q N V P W S
N B Y N S U R Y P A P L G U M
G N I T C E J E M M K T I D E
G Y L B O O T S H W O Z H E A
I F R D I S C I P L E C A Y R
S I S E M E N T P N E J R E E
E Q U I N O X E S M I W V L D
I N T R O V E R S I O N E E P
A I N C L I N A T I O N S T Q
T C E L L U L O S E D X T S Z
J Q X I N I Q U I T O U S F C
```

BOBTAILS
BOOTS
CARNAL
CELLULOSE
CLEANLIER
COMPACT
CONCOCTS
DISCIPLE

EJECTING
EQUINOXES
EUPHONY
EYELETS
HARVESTS
INCLINATIONS
INIQUITOUS
INTROVERSION

NEMESIS
PAPYRUS
SMEARED
TICKETED

Assorted Words 196

```
X R A X D C H R O M I N G I F
G S L G S E Z I L A M R O F A
C E R U N T L Y D O S O R P L
K R L E S I C B E W U X C S S
R L U B D U K O B V A H B C I
E I A M A L G A M A T I O N F
E N F F P C O A W F B B N O Y
N G D O R E S H R A O E V C I
T U O O C E T L E C L R E H N
R I V T W I E R A B O N T R G
I S G H A M T R F N D A S E D
E T I O Q I E I A W D T T G R
S I B L X N N N L N K E J S R
Y C Y D W L E L T O S D R E G
E S J S A L A M I S P V T S U
```

AMALGAMATION
AWAKING
BABBLED
BEHOLDERS
CABLE
CHROMING
COMFORTER
CRUMPET

ENDOWMENTS
FALSIFYING
FOOTHOLDS
FORMALIZES
FREER
HIBERNATED
LINGUISTICS
OCHRE

POLITIC
PROSODY
REENTRIES
SALAMI
SLANDERS
SNARE
SUGARCOATS

Assorted Words 197

```
P I M P E R C E P T I B L Y N
A W W U Y O S S H U T K B W
O S H E A V I E S R R U E U O
Z A S K S P O A L T E I I R I
I H S E A E L H C O C T N G N
S D I T R N D A C L U Q S L T
E Y E G N T B O I N G I U A E
Y N A N Q E I O L N A X L R R
S P U P T M L V D P T N A I M
D P I M R I A A E A X S T E I
S M A S E E C L V G Q E O S N
H K U R S R V A A I R Y R S G
V G S R T O A O L I U Q S H L
F N A U Z S G T U L S Q X L E
C I N D I C A T E D Y E E T D
```

- ANCHOVY
- ASSERTIVE
- ASTERS
- BURGLARIES
- COCHLEA
- DEVALUE
- ENUMERATE
- EQUIVALENTS
- EXPLODES
- GOSSIPY
- HEAVIES
- IDENTICALLY
- IMPERCEPTIBLY
- INDICATED
- INSULATORS
- INTERMINGLED
- MALAISE
- OVERPAYS
- PLAINTS
- STRAPS

Assorted Words 198

```
O T X S E S U O H D R A U G K
E O D O U G H T Y R V O Z Y D
E N K M M I L D N E S S U K J
O N I K S G W T A S K E D H S
R L S L W T S Y Q S G U P P Y
G S A E E G N I N I F F O C P
A S F N G D D E Q E P U M D H
N R U F O A I H M S N R F L I
I A B S I I R U T T D F P B L
Z K T U P K T U G R I N G C I
I I T V T E I I O N I M O O S
N S A R V T N C R C I B M R U
G H P R Z D E S K T S E E O F
P U L L E R S R E Y U I E R C
W I L T E D S Q C B H N D T Z
```

- BUTTER
- COFFINING
- COMMITMENTS
- DIRTINESS
- DISCOURAGES
- DOUGHTY
- DRESSIEST
- FRONDS
- GUARDHOUSES
- GUIDELINE
- GUPPY
- KICKY
- MILDNESS
- NUTRITIONAL
- ORGANIZING
- PULLERS
- RAKISH
- REBIRTH
- SUSPENSE
- SYPHILIS
- TASKED
- TEEING
- WILTED

Assorted Words 199

```
N F H E N I L R E D R O B L T
R E I F O O G Y R E G R O F U
K S R E P P A L F T Q E N C M
C O M P L A I S A N T F F I B
U S A K I A L A L A B I G N R
N S Y R D N A B S U H N M T I
L A I N E V B A L M S E J E L
X P D D Y W S C M H U R C R G
U D H E W H O K H P V P R P L
Z Y D O S O R P Z I J I U R A
R H S I L O B A A S P S M E D
G M N X G P E C H N A P P T D
T X V C B V N K P C T R E E E
S E S S A L C E Z V Z R T R N
M S O F T L Y D J N B I Y P S
```

ABOLISH	COMPLAISANT	PANTRY
ABSORBENCY	CRUMPET	PROSODY
BACKPACKED	FLAPPERS	REFINER
BALALAIKAS	FORGERY	SEDAN
BALMS	GLADDENS	SOFTLY
BORDERLINE	GOOFIER	TUMBRIL
CHIPPERS	HUSBANDRY	VENIAL
CLASSES	INTERPRETER	

Assorted Words 200

```
G Y M N A S I U M S I X T Y M
T N D O L G N I T T E S E R P
C S I E U O W A G N U U U N H
W Y I M T R E G G H B N R D
I Y R H C R N L O F T S H D
S I O D P A E A T H L U Y X
E H A R E O E L P T E E R M R
L T S S T R S R P P E R E E U
Y E T I Q Y A H U M A N I S M
H T F E D S R E H T O B E N O
R A T Y S L M O L T L C L S G
L N C I J O I O G C X T R E S
I Y J K W L R H B Z A C X G W
G B O S E V I T C E J D A F V
W Q J S F D T R U C U L E N T
```

ADJECTIVE	HUMANISM	SOPHIST
BOTHERS	ORNATENESS	SUBTLE
CHILDISH	PRESETTING	TRAPPABLE
CLEARED	REARMING	TRUCULENT
COMPLECTED	RHYMES	UNSURE
GYMNASIUMS	ROAST	WELTERING
HACKED	ROSETTE	WISELY
HOGANS	SIXTY	WITTY

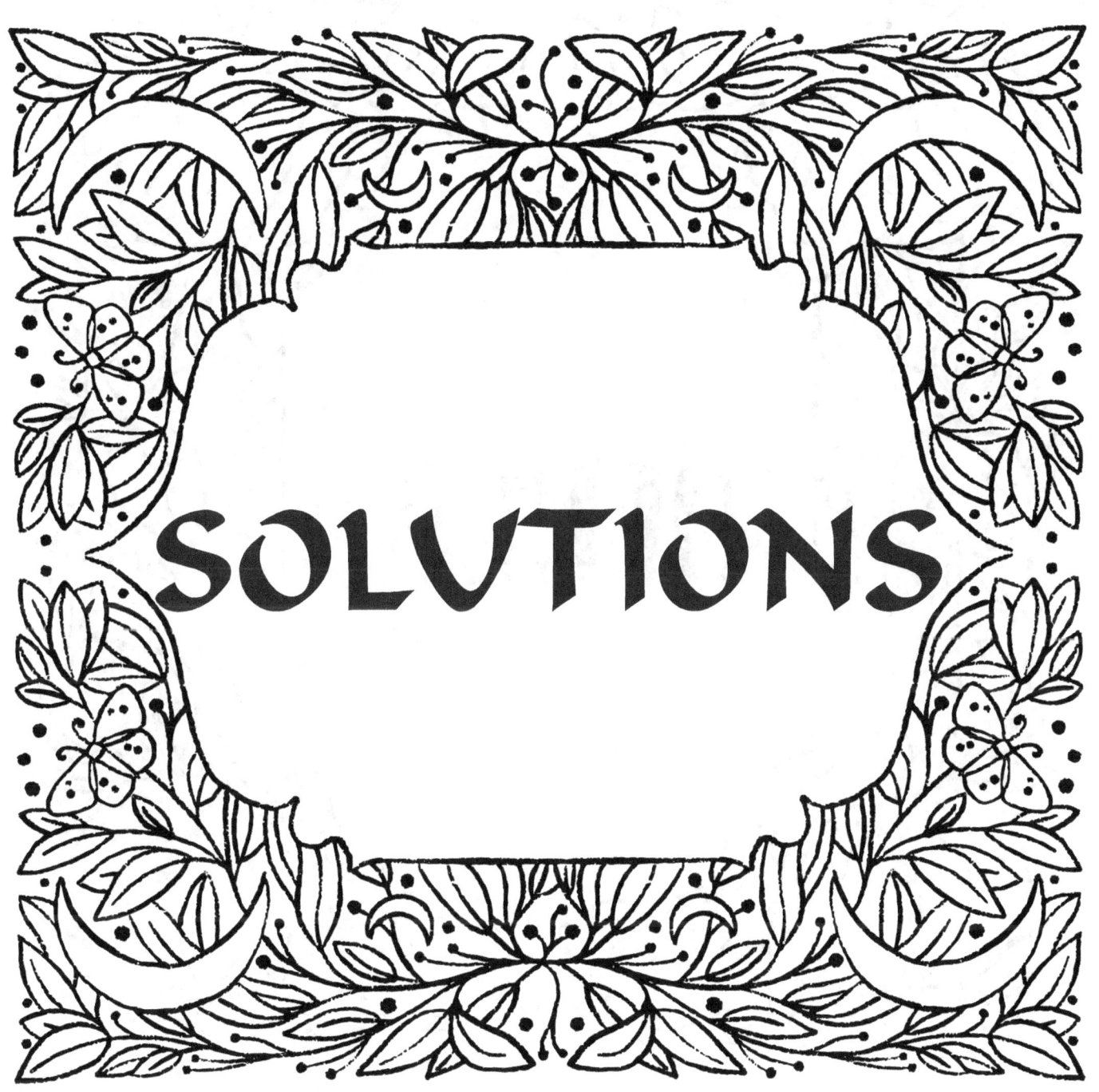

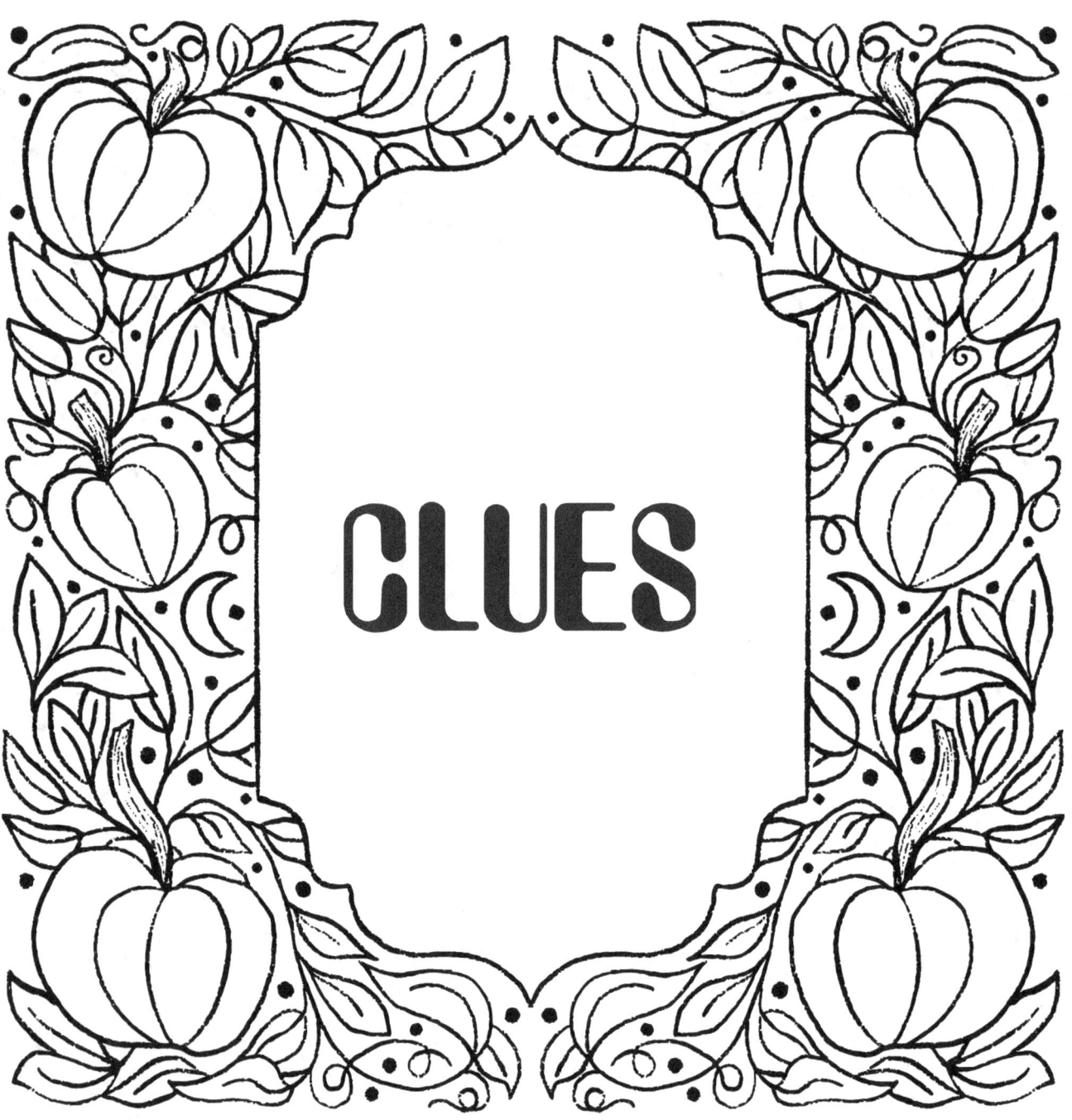

Puzzle # 1
ASSORTED WORDS 1

```
C   I N D I S C R E E T L Y
O S       S U B W A Y S     P
U   E D E S C E N D I N G   A
N   P T   U P L I F T C F L R
T O   U A     O       E O E A
E   I M R D   V       N M A M
R N N T A G I E       T E V E
S E R O P T E D R     I N E C
I T N O S I T S N U   G T N I
N   S R L E R R   A T R S I U
K   I E L G C E   C     A N M
      L T M A S S     M M G S
X E N O N E S E Y N S M     R
  G N I D N U F N S O E   A
P R O F A N E D   T   C S
```

Puzzle # 2
ASSORTED WORDS 2

```
      K C I S E V O L
        S A N D B L A S T
      O P P O R T U N I S M
        I R R E L E V A N C Y
    M   O I R O T A R O     L   E
I I     S N I A H C   F     E   A
M S B O U F F A N T         E P R
P D       D       P   A     R   T
O I N         E I     P I O E   H
S R     O G N I N W O R C   U   W
I E     E       K I     L O S   O
N C         L   E   T   I V     R
G T         S D     N         E M
L S         G N I D U E F       S
Y         G N I R I P S N O C
```

Puzzle # 3
ASSORTED WORDS 3

```
    G R I D D L E S
A   G N I T A M I T S S E U G
O U       S M U C I D O M
D   T E C I T N E R P P A
O I   O S C I T E R U I D
M G F E G A L I T A R I A N
E A A F   R       F L A Y E D
T N I M U   A S S E L T S E N
E G T I   S   P U
R P H S B R I G H T E N E D
V L   F     N   I A       S
I A   I         G   N T   T
L N   R E H T O M D O G S O
L K   E N O I T A T I D E M O
E S D I R G   H I G H T A I L
```

Puzzle # 4
ASSORTED WORDS 4

```
N R E D O M C S M U L D O O H
C T   H G E   A I K C A H S U
R   A   I N V E R H         N
O D G S G L I I T V C       E
S   E N K N L T S A E T     A
S E G Z I E I S H U D   I   S
C E N N I B D T I G R N   L I
H   B I I T B R A D I T U   L
E D S U D L E A E R E L B N Y
C   A Q C R I H T L R S A O I
K   I U   A U T S U A H X E
I       L A   B G S K O N
N       I R   A E E C F
G           E E   G B N A
    P L U R A L S S       A B
```

Puzzle # 5
ASSORTED WORDS 5

Puzzle # 6
ASSORTED WORDS 6

Puzzle # 7
ASSORTED WORDS 7

Puzzle # 8
ASSORTED WORDS 8

Puzzle # 9
ASSORTED WORDS 9

	D	E	Z	I	S	P	A	C			I		S
		S	A	L	E	R	T	E	S	T	I	T	O
		D	E	Y	O	V	N	O	C		N	E	C	L
S	C	A	I	N	A	M	O	N	O	M	D	M	A	E
	C	S	G	N	I	T	S	E	U	Q	I	I	P	N
	T	H	P			B	G				V	Z	T	O
	E		A	I		U	R	N			I	I	U	I
P	E			F	T	N		A	I		D	N	R	D
I	M				F	T			C	S	U	G	I	S
L	S			A	I	L	L	E	M	A	C	N		
L	A	R	U	T	A	N	N	E		L	E	G		
A		Y	L	L	O	G		C			I		R	
G		B	O	O	S	T		H		S			C	
E	S	E	T	A	U	T	N	E	V	E	M			
S	H	A	D	E	S	L	E	V	E	H	S	I	D	

Puzzle # 10
ASSORTED WORDS 10

			F	L	A	N	N	E	L	E	T	T	E
C		D	N			L	T	I	S				
	H		I	O			I	W	L	M			P	
	F	I	S	S	I		B	T	I	R	R		E	N
R	O		L	S	I	T	I	E	S	N	A	E	T	O
E	R	E		D	A	N	A	N	D	N	K	M	T	N
A	E	N	S	S	I	L	F	N	S	A	I	L	I	B
L	B	T	E	I	T	S	G	E	I	U	Z		E	E
L	O	H		U	A	A	H	N	C	M	R	Z	R	L
O	D	R			G	R	O	N	I	T	R	E	L	I
C	I	A			N	P	C	E	S	E	E	S	E
A	N	L				I	P		S	I	D	G	V
T	G					R	A		S				E
E	S	M	I	S	C	O	N	C	E	I	V	E	D	R
D	E	T	U	C	E	S	R	E	P	M			S

Puzzle # 11
ASSORTED WORDS 11

E	T	I	R	W	R	E	V	O			S	C		
A	S	Y	A	W	T	R	A	P		N		N	I	
S	M	U		S			M	B			I	I	C	
Y	E	B	O	D	S			O			F	A		
P	L	T	I	M	E	E		B	L		F	T	T	
L	M	S	A	T	E	N	N	B		D		L	R	Y
A		A	U	I	I	H	O	I	H		S	E	I	R
I			R	O	D	O	P	E	S	S		S	X	A
T				T	E	E	U	S	G	S	I		E	N
S					D	M	S	A	N	O	L	S	T	
	D	E	T	A	R	E	B	I	L	L	U	L	W	S
Y	T	I	V	A	C			H		Y	B	D	G	O
P	U	S	S	I	E	R	M	E	A	T	B	A	L	L
				Y	L	B	A	R	O	L	P	E	D	
	B	R	U	S	Q	U	E	N	E	S	S			

Puzzle # 12
ASSORTED WORDS 12

D	A		S	C	O	M	P	E	L	L	E	D		
R	E	N		E	O					L				
A	N	F	A		R	L				A	R			
C	E	P	A	C		U	O	M	U	M	M	E	R	S
C	W	C	O	U	H	A	T	N			E	S		N
O	S		O	M	L	R	B	R	I		N	T		O
O	P			N	P	T	O	S	U	Z	T	O	B	O
N	A		E		S	A	E	N	C	N	E	C	O	P
S	P	M		E	D	D	I	O	D	K	N	I	
T	E	D	E	K	O	V	N	O	C	S	N	E	G	E
A	R		N				T	U	D	M	D	O	S	
T	E		D					I	R	E	S	S	T	
I	D	E	M	O	L	I	T	I	O	N	E	D		
O	W	E	A	K	E	S	T	E	E	R	G	D	I	
N		S	E	T	A	M	I	T	S	E			S	

Puzzle # 13
ASSORTED WORDS 13

Puzzle # 14
ASSORTED WORDS 14

Puzzle # 15
ASSORTED WORDS 15

Puzzle # 16
ASSORTED WORDS 16

Puzzle # 17
ASSORTED WORDS 17

C	B		S	S	M	U	I	N	N	E	L	L	I	M
	A	E	D	T	P	G	L	S	L	I	D	E	S	R
	C	N	L	E	N	O	N	E				P	A	
E	K	A	O	G	T	E	H	I	R			R	M	
A	B		P	N	N	A	M	S	N	E		A	B	
T	I		C	T	I	A	I	L	R	R	K		I	L
E	T		O	A	I	Z	T	R	L	E	A	C	R	E
R	T		G	G	T	O	A	N	P	O	B	E	I	S
I	E		N		R	A	N	T	E	O	R	R	E	P
E	N		I			E	L	S	I	S	R	N	A	
S	W	A	T	E	R		Y	O		O	I	P	E	B
H	O	P	I	N	G			E	G		N	D	X	
	D	R	O	W	N	I	N	G	S	S		S		E
		I	N	T	R	O	V	E	R	T	E	D		
		F	R	I	G	H	T	E	N	E	D			

Puzzle # 18
ASSORTED WORDS 18

E	A	L	O	B	R	E	P	Y	H					
P	I	O	N	E	E	R	G	N	I	P	E	E	S	
U	S	U	O	I	V	I	C	S	A	L	I	N		
	S	K	I	E	H	S	I			Y	N	O	I	
	A	F	T	E	R	W	O	R	D		E	T	R	N
S	B			A	E			C		D	S	E	K	T
P	S		T		C	R		U		A	H	R	E	E
R	C			N			U	I		L	I	P	L	R
A	E	S	O	W	E	R	S	T		L	V	R	E	R
N	S				M			C	I	A	E	R	E	
G	S	F	I	R	E	B	O	M	B	E	D	T		L
R	E	R	E	C	R	O	S	M		S	J	I		A
	S				J	I	N	G	L	I	N	G	T	
	E	T	H	N	O	L	O	G	I	S	T	G	O	E
S	M	U	T	S	M	S	I	L	A	G	E	L		C

Puzzle # 19
ASSORTED WORDS 19

S	N	E	E	Z	E	S	E	D	U	L	C	E	R	P
	S	E	N	T	I	M	E	N	T			O	R	
		L	A	I	C	R	E	M	O	F	N	I	P	E
C	O	X	S	W	A	I	N	S	R	I	H	W	P	V
U	O	U	T	R	E	A	C	H				R	O	
R	R		T		S	F	F	I	T	S		E	L	
M	S		R	S	A	G	N	I	G	L	U	B	S	T
U		W	A	E	R	E	Y	O	S			S	I	
D	S		E	R	L	E	B	L	I	O		I	N	
G		B		L	D	A	N	T	D	T	C	N	G	
E	Q	U	A	L	L	Y	T	R	R	E	A	C	G	
O			W		E	H	I	A	A	T	G	E		
N	T	R	U	E	S		R		V	G	E	A	E	R
			R	U	B	B	L	E			H	E	N	
S	W	E	I	V	R	E	T	N	I		S			H

Puzzle # 20
ASSORTED WORDS 20

			S	T	N	E	M	N	R	E	V	O	G	
	E	V	I	S	N	E	F	E	D					
	N	O	I	T	A	G	I	L	B	O		H		
E	T	A	I	T	O	G	E	N	B			U		
Y	T	I	S	O	C	I	L	L	E	B	C	H		
	A	I	R	H	E	A	D		A			K	O	
R	E	L	B	A	I	L	E	R	C	N		S	V	
W	O	R	B	H	G	I	H		K		I	T	E	
		T			K	R	O	W	T	S	A	E	R	B
			C		G	N	I	V	O	L	G	R	C	
				E				P			E	R	E	
				F	R	I	E	N	D	S		D	A	
G	N	I	G	A	R	O	F					F		
L	A	N	E	D	O	U	D					T		
				P	A	C	I	N	G					

213

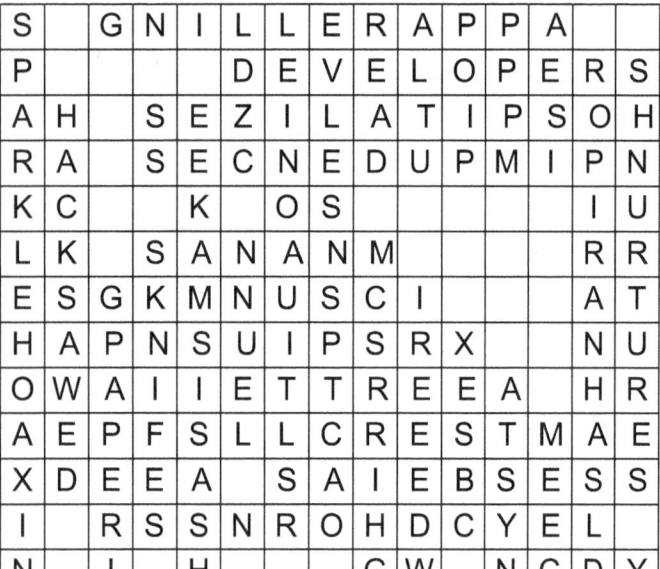

Puzzle # 25
ASSORTED WORDS 25

```
  B   Y H S I D N A L T U O
    A   R E F U E L I N G J
        N G O D L I K E     I R
          K S I G N E R S   F E
            S N I A D S I D   F N
B   E     F O O L H A R D Y E
  A   V   M O T N A H P     G
    B   I S E S E E H C     S O
D   S B E S T I A L I T Y H T
  A Q T L M U   D           O I
      U   R E I L   E       R A
      E P   O R L C   C     T T
      A   H   S S C N   N     I
        L N O I T S A B I   I N
              N B A C K U P W G
```

Puzzle # 26
ASSORTED WORDS 26

```
I     P R E J U D I C I N G
N   G N I G G O L A O
T A G G R A V A T I N G R
E N S   B         R S   U R
R C E E S   U     L E   M E O
V   L D I E   L   I N   I P V
I     E N R I F G N S   N U E
E D   A O A B R E U     A T R
W E     V P I A A S     N A W
  C A M P I E S T L C   T B R
  E S L I A S D E S L T S L I
  A   C R I T T E R E U A Y T
S P A R R I E D     O B L L E
E   S N O I T A E R C E R S
E E R H T I M P R E S S I N G
```

Puzzle # 27
ASSORTED WORDS 27

```
P D     Y B B A R C
O   E     D E   T         L S
T     T N   O N D O P E Y E C
A       A A   U C   N     G O
S F A C U L T Y C L   E   I T
S   G A D L U U S H O   D T C
I   S I U E A M G P I S   I H
U     E N G L M I N E N E M A
M       S K U D B S A L G A U
F R A M I N G S R S S R L T N
    S A L V E O T U K I O I C
  P A R S N I P E E C I D N H
  N O E G R U S X S R   N G I
        Y F I T N E D I   S N
      H O M E T O W N S     G
```

Puzzle # 28
ASSORTED WORDS 28

```
L L O R T S   M O W E D
  I     S S M A R G O T S I H
  G C C   R I S L A E U Q S P
H S A M M E L I D           E
T R P L S L D A             N
H E E   I R A A R           A
O E F R D   S E N O E       L
U A U S   U   T K I L D     I
T R G     L   H C G E E     Z
L T E         C   E I E F E
I E E H A N G I N G N N R R
V D S S E C I P S O H I C O F
E Y A W R O T O M   C   C I
D E H C N E R T E R       S P
      J O U R N E Y M E N
```

Puzzle # 29
ASSORTED WORDS 29

Puzzle # 30
ASSORTED WORDS 30

Puzzle # 31
ASSORTED WORDS 31

Puzzle # 32
ASSORTED WORDS 32

Puzzle # 33
ASSORTED WORDS 33

	O		E	T	I	B	E	K	A	N	S			
	U			S	M	U	S	S	O	P	O			
	T					T	G	N	I	D	E	C	E	R
	M	D	E	Z	I	T	E	N	G	A	M	E	D	
P	A	Y	R	D	E	S	P	A	I	R	I	N	G	
E	N	R	L	E		C	U		D	E	P	I	N	S
P	O	R	M	I	Q	L		O	S	E				
P	E		I	O	P	U	G	N	I	T	T	O	P	S
E	U			A	R	E	I	S	S	C	E	I		
R	V				N	S	E	S	R	H	O	E	K	
C	R	E	P	I	V	O		R	I	E	O	R	R	S
O	E	L	S	S	U	T	B		C	T	B	V	T	G
R	C	H	O	P	P	I	N	E	S	S	E	I	E	A
N			R	E	S	S	E	R	D			S	F	D
				S	U	O	N	E	G	O	R	T	I	N

Puzzle # 34
ASSORTED WORDS 34

			G		G	S	C	R	E	A	M	S	M	P
G				O	I	N	K	E	D				I	R
	N	S	V		B		I						S	E
G		I	P	U		B		R					C	V
P	N		R	A	L	U	L	L	E	C			A	I
A	W	I	A	I	C	C		E		P			R	E
C		I	O	P	H	I	A	M	D		A		R	W
E	D	S	S	G	P		A	N	A	Y		C	I	E
S	D	E	N	H	N	R		L	I	C	G		E	D
E	E	U	R	O	E	O	I		N	Z	E	O	D	
T		N	O	E	I	R		S	T		E	S	O	
T			S	R	T	S	G	N	I	S	U	O	H	K
E				E	H	E	E		E	N				
R					S	S	M	L	S		G			
		S	U	P	R	A	C	A	T	E	M			

Puzzle # 35
ASSORTED WORDS 35

H		S	S			N	E	R	V	O	U	S		
A			N	S				R	E	L	A	P	T	
N	C			O	E					H			O	
D		O			I	N	C	O	V	E	T		N	
S	L		N			D	H		S			I	N	
O		E		J		S	R	C	E	T			E	
M			I		U		D	O	R	L	A		S	N
E				Y		R		I	C	A	Y	P		
		G	N	I	P	P	O	F	A	C		G	L	
		G	N	I	H	S	A	R	O	M	A	S	R	E
			L	O	B	B	I	E	S					A
						P	A	C	I	F	I	E	R	S
L	A	M	R	E	D	I	P	E						
				M	U	T	A	T	I	O	N	S		
		G	N	I	N	W	O	G	N	I	W	A	L	F

Puzzle # 36
ASSORTED WORDS 36

	E	L	B	I	S	S	E	R	P	E	R	R	I	
	M				G		L	O	A	M	I	E	S	T
		O		S	C	N	D	R	O	B	O	T	I	C
	W	Y	U	O	N	O	I	E						S
	H		R	R	V	O	N	D	G					U
N	O		D	E	N	E	T	S	I	R	H	C		L
I	O		A		V	E	R	W	I	L	O			F
C	P		T			I	D	F	E	S	L	G		A
K	E		I				L		U	N	T	O	N	T
N	D	Y	N	A	M	O	S	E	O	L	F	S	C	E
A			G						D		L			S
M	E	T	A	N	I	C	U	L	L	A	H			
E	N	O	L	C	Y	C	I	T	N	A				
R	E	B	O	S	A	N	I	M	A	T	E	D	L	Y
		S	K	A	E	B	S	O	R	G				

Puzzle # 37
ASSORTED WORDS 37

	S	S	R	E	T	H	G	I	L	H	G	I	H	
F		T		X	S	T	S	I	L	A	E	D	I	
	R		N	C	Y	P	M	U	B			C		P
I	E	A	S	E	C	N	E	L	I	S		R		O
N	B	S	C	P	M			R		S	O	C		R
S	E	L		T		H			D	W	I	S	A	T
T	L	I	F	I	I	W	C		W	O	Z	S	N	E
A	L	P	O	O		O		A	A	L	Z	W	N	N
L	I	P	O	N		R	N		T	F	L	O	I	T
L	N	E	T	S		S	A		C	E	E	R	B	O
M	G	R	S		E		M	H	D	D	D	A	U	
E		I	T	Y	C	N	E	C	E	D	N	I	L	S
N		E	O		S			R	D			I		L
T		R	O		S	R	E	N	R	A	E	L	S	Y
S	R	E	L	T	T	A	R					M		

Puzzle # 38
ASSORTED WORDS 38

		G	N	I	Z	I	S	E	H	T	O	P	Y	H
A		H	E	A	R	T	B	U	R	N			H	
	Z	G				M	E	D	I	C	I	N	E	
	L	I	N	S	D	R	A	I	L	L	I	B	A	
		A	M	I	C	A	B	L	E	A			D	
D		U	U	L					P			L		
R	I	D	D	T	T	W	Y	A	L	P	E	R	O	F
U	L	S	E	O	C	H	A	R		E		C		S
G	H	A	R	D	S	E	S	R	E	D		K		T
S		E	C	U	U	A	F	F	C	I			S	I
T			C	I	P	L	G	F	I		K			L
O			K	R	T	C	E	E	Z		C			E
R				L	T	I	N	S		Z		I		D
E	T	O	R	Q	U	E	E	N	O			E		P
S	R	E	K	R	A	M	R	M	G	C			D	

Puzzle # 39
ASSORTED WORDS 39

	Y	E	S	L	L	E	Y			D				S
	O	L	L			N	A	S	T	I	E	S	T	I
		K	I	A	T	R	A	I	P	S	E	D	S	L
D		C	R	P			C		F			N		I
	I		N	E	E	S		H	F	R		A		C
S	S		O	G	E	I	A		A			Z		E
D	R	S		I	N	H	N		N	I		Z		O
	E	E	G	E	R	T	I	C	G	C		N	I	U
		T	T	N	R	O	A	Y		H		E		S
			H	S	I	T	S	T	T	I	S		S	D
				G	G	H	A	I	N	S		E	T	
					I	N	C	T	N	E	E		L	
D	E	K	N	O	Z	E	A	A	I	S	M	N		F
		S	E	I	L	E	R	G	C	O		O	M	
R	E	Y	E	L	T	O	M	F			N		F	A

Puzzle # 40
ASSORTED WORDS 40

S	R	E	T	H	G	I	F	E	Z	I	R	P		
Y	S	Y	L	B	A	R	A	P	E	S	N	I	P	
	F	U		S	T	N	E	M	I	G	E	R	E	H
A	B	I	C	K	E	R	I	N	G			D		O
Z		D	O	P		S						A		M
	Z		I	F	R		L					G		E
		A		C	J	A		A				O		S
A	P	P	L	I	C	A	N	T	S	P		G		T
R	W			P	D	P		T		R		U		E
G	P	A			E		P		L		A	E		A
U	C	A	R	G	O	S			E		E	C		D
E		C	D						N		S			E
D				D	E					D				R
				E	D						I			S
					R	E	N	A	S			X		

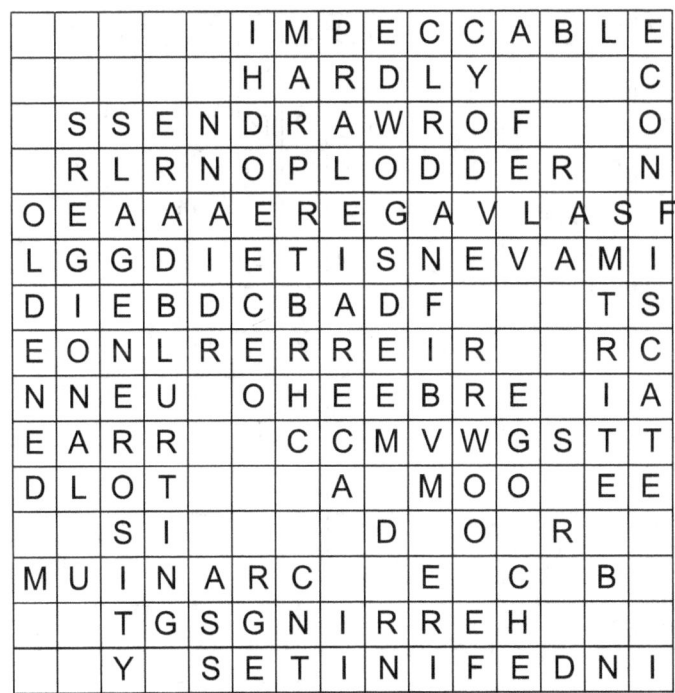

Puzzle # 45
ASSORTED WORDS 45

	K		T		S					G	
	S	U	E		N		T			E	
R	T	M	L	L	D	A	R	E	W	O	P
A		S	U	K	B	E	T		R		I
Z		U	R	U	A	T	S	E	R	E	G	A	E
Z			R	D	M	M	S	E		A		L	X
E				T	N		M	U	T		G	I	A
S	A	I	N	T	S	N	U		A	R	N		T	M
D	O	M	I	C	I	L	I	N	G	L	C	O	Y	P
					Y	L	L	O	G	F	N	C		L
P	S	Y	C	H	I	A	T	R	Y	C		N	E	E
				E	T	A	T	S	R	E	T	N	I	
			O	V	E	R	B	A	L	A	N	C	E	D
			G	N	I	D	W	O	R	C	R	E	V	O
	P	O	P	U	L	A	T	E	S	Q	U	I	S	H

Puzzle # 46
ASSORTED WORDS 46

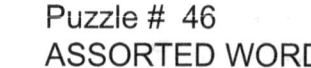

		B	Y	A	W	E	T	A	G			M
S		R	A			G	G	S	P	U	D	S	A
P	I	E		E	C			N	A				N
R	B	S	V		T	K	G		I	I			D
I	T	O	E	I	B		F	N		P	L		A
E	D	N	O	T	T	U	O	I	I	R	S	O	T
R	D	I	E	M	N	A	N	R	R	Z	A	A	F	I
F	E	C	M	E	E	R	G	D	I	U	C	R	N
L	I		V	I	G	R	C	O	L	A	N	F	E	G
	I	L		O	E	D	A	O	M	E		G		S
		G	M		T	R	I	N	I	E	R		
		H	I		E		R	G	N	M		
			T	N		E		B	I	M	M	
			E	G		S		A	N	A	O	
		S	S	E	L	R	O	M	U	H		G		C

Puzzle # 47
ASSORTED WORDS 47

	D	L	F	O	R	E	S	H	A	D	O	W	E	D
	E	A	I	N	S	O	L	V	A	B	L	E		
	B	Y	C	I	N	S	E	M	I	N	A	T	E	S
V	E	A	O	E	G	D	U	R	T	C	Y	O		M
A	V		N	J	D			D	F	O	O	U		O
I	I	F	D	G			R	O	L	V	C			K
N	E		E	P	I		O	R	L	E	H			E
L	S		M	I	S	N		O	W	A	R	E		R
Y			N	L	H	H	G	L	A	B	S	S	Q	S
		S	A		I	C	A	S	R	O	S	R	U	C
D	I	T	T	O	S	M	R	W	D	R		A	
		O	I			I	E	S	A		F	
G	N	I	R	E	P	A	P	N	K	T		F	
		Y		S			G	O			E	
			G	N	I	K	C	I	L	R	A	G	D

Puzzle # 48
ASSORTED WORDS 48

M	U	L	T	I	L	I	N	G	U	A	L	T	R
N	O	I	T	A	C	I	D	E	M		C	R	A
D			N	S	S	R	E	P	P	O	H	I	D
	E	C		C	E	L	A	W	O	V	A	K	I
	K	O		O	M	E				R	I	C
	N		C	U	G	N	M	G	A		T	N	A	I
F	E		U	N	N	G	U	D	I	E	G	L	R
R	O		M	D	C	I	R	L	U	R		I	R
Y	P	A	D	O	E	I	Y	U	G	C	A	S	E
I	H		M	E	W	D	L	L	A	O		M	L
N	Y		I	S		E	C	O	R	U			E
G	T		E	I		L	A	R	F	S		V
	E		S	S	S		L	R	S	E		A
R	A	L	L	E	T	S	T	T		E	I		D	N
		G	O	A	L	I	E	S		D	M		T

220

Puzzle # 49
ASSORTED WORDS 49

D	I	S	R	E	G	A	R	D	I	N	G		
G			T	N	E	M	T	R	O	P	E	D	
I	N		C	M	A	N	T	L	I	N	G	E	
N	I		I	S	P	A	S	T	I	C	M		O
S	O		X		T	M	A	R	A	U	D	E	R	B
U	I		A	C	A	L	E	N	D	A	R	E	S
R	I		T		F	B	R				T	I	C	T
G	N		R		L		C			H	T	R	E
E			S		O	U			U	B	E	I	U	T
N			G	N	I	B	B	O	L	B	A	R	N	I	R
C				D	B	A				W	E	G	T	I
E					E		I		L	B	R	S	C
S	U	O	Y	O	J	R	R		T	I	Y		U	S
S	E	I	M	Y	T	S		S		N			B
	D	I	S	G	U	I	S	I	N	G	A		

Puzzle # 50
ASSORTED WORDS 50

I			S	E	S	P	A					
N	G			P		G	N	I	B	B	I	J
A	R	N		D	C	O	M	E	D	I	E	S
R	A		I	N	C	H						C
T	M			Z		U	R	S	K	L	A	T	S	U
I	M			I	N	O	I	R	U	T	N	E	C
C	A				H		R	T	E			K
U	R				C		G	I	B			O
L	I	E	N	G	O	R	G	E	S	Y	Q	R		L
A	A						T	L	A	U	A	D
T	N	S	T	O	P	P	I	N	G	A	I	L	E	B
E	R	E	I	N	F	O	R	C	E	S	C	V	P	S
		C	I	N	O	I	R	T	S	I	H	E
E	X	P	E	R	I	M	E	N	T	I	N	G
	S	S	E	N	L	U	F	T	E	G	R	O	F

Puzzle # 51
ASSORTED WORDS 51

H			P	U	R	C	H	A	S	E	R	S		
	A	R	U	S	T	P	R	O	O	F	E	D		T
	F	R	B	O	M	B	I	N	G			R	R
	O		D	L	S	S	E	L	W	A	L	F	E	I
A	R	C	H	B	I	S	H	O	P	R	I	C	A	P
N	S	E		S	A	T	D			O		D	S
N	Y		T	N	L	H	I		M			I	H
O	T			S	S	O	L	E	V	A		N	O
U	H		Y	A	I	I	S	L	I			G	R
N	I		Y	G	G	O	D	T	E	Y	S		T
C	A			N		B	E	A	P		I		A
E	S			A			C	R	Y		V	G
R	T	E	C	H	S		M		A	R	H		E
S			P	E	R	I	P	H	E	R	A	L
	P	R	E	F	E	R	E	N	C	E		N

Puzzle # 52
ASSORTED WORDS 52

		I	M	P	E	R	M	A	N	E	N	T		
Y			S	E	C	U	D	O	R	P	R	E	V	O
	R		E	N	C	L	A	V	E				T
O	A		P	L	A	T	T	E	R	S			R
V	D	E	L	B	I	T	S	E	M	O	C	P		O
E	E	U	L		T					R			U
R		T	M	O			I	H	A	Z	I	N	G
S	Y	K	N	A	L	R		L			S		H
I	K	S		P	A	O			E		O		S
Z		S	E		I	U	C			B	N
E			U	R		T	T			R	E
P	I	D	D	L	I	N	G	S	S		O	D
					L	U	S	E	N	G	O	L	O	C
				O	Q			O	D
T	R	I	P	O	S		M			C

221

Puzzle # 53
ASSORTED WORDS 53

W	O	V	A	S	I	D	E	O	O	B	A	T		
				T	G	N	I	Y	A	R	T	R	O	P
	S	S	E	R	T	C	A	F	E	N	E	B		S
Y		D	S		L	I	L							E
C	L		E	G	D	E	R	A						N
A		L	S	T	N	E	M	E	S	A	B	E		T
R	S	S	A	T	A	I	G	U	I	S		N		I
T	S	Y	R	N	S	R	K	G	R	S	I	D		M
O	G	R	A	O	O	A	E	O	A	S	S	E		E
O	R	N	E	W	E	S	E	P	O	N		A	S	N
N		C	I	D	A	T	R	B	U	B	S	V	R	T
I			H	B	E	E	E	E		C		O		G
N				A	B	E	V	M	P		E	R		
G					R	U	P	I		M		R		
					D	S	S	G	L	I	F	T	S	

Puzzle # 54
ASSORTED WORDS 54

G	N	I	T	A	N	R	E	B	I	H				
	N	O	I	S	S	E	F	O	R	P				
		B	A	N	N	E	R	I	N	G				K
	G	N	I	D	N	E	C	S	E	D	N	O	C	E
G		E	F	D	E	C	A	P	S					Y
N	P	X	O		Y	X	O	P	E					B
S		I	R	P	O	Y	L	F	F	U	R	G		O
S	T	O	C	A	R	T	I	N	G			G		A
	T	E	V	N	T	E	N	S	S				I	R
		H	M	O	A	T	S	O	M	I				D
			G	L	I	H	L	S	T	I	T			I
	S	E	C	I	E	D	N	I	I	E	L	F		N
				E	H	S	E	N	O	D	I	U	G	
	S	H	E	I	K	H	S			G	N		N	M
	B	O	Y	I	S	H	L	Y						G

Puzzle # 55
ASSORTED WORDS 55

	E	X	T	E	M	P	O	R	I	Z	I	N	G	
		B	R	I	S	K	S	D	E	T	N	E	L	E	R
			I	G	U	C	S	T	H	R	O	U	G	H
			N		N	O	A	E	L	B	M	U	B	
			F		S	I	U	N	N					
		G	E		R	E	L	D	K	L				
G	N	O	L	D	A	E	H	L	I		U			
R	T	N	I			I	S	E	C		F		C	
E	R	O	C	G			P	I	H	E		W	H	
Q	E	R	I	U	N	S	E	T	S	W		D		A
U	A	R	T			I				I	S			N
I	T	H	I			W				W				G
T	I	E	E	R	E	T	R	O	F	M	O	C		E
A	S	A	S	H	I	N	E			V				S
L	E					P	O	M	A	D	I	N	G	

Puzzle # 56
ASSORTED WORDS 56

			L	S	E	V	L	A	V	I	B	S	Q	P
		L	A	D	D	E	R	I	N	G		T	U	R
C			T	G	N	I	G	N	I	P		U	I	O
P	O		E	E		G		D				P	R	D
O	L	M	X	X	F	L	A	W	E	D		E	K	D
I	I		P	T			G	L	D	R		F	I	I
N	B	G	N	I	T	I	M	I	L	E	D	Y	E	N
T	E	S	M	N	L		D	Z	O	V			S	G
L	R	P	I	C	D	E		E		Z	N	O	T	
E	T	I	G	T		E	S	W			A	S	U	
S	I	N	R	I			T	L				R		R
S	N	D	A	N		L	A	Y	O	U	T	D		
L	E	L	I	G				P	R					
Y	S	E	N					S		C				
	D	E	N	I	T	O	L	L	I	U	G			

222

Puzzle # 57
ASSORTED WORDS 57

	R	R			E	D		E			M	I
F	E	E		G	S	L	E	N			A	M
Y	R	S	I	I	S	N	T	D	T		R	P
	L	A	E	T	D	L	I	N	R	F	Q	E
		S	N	C	T	O	A	D	A	U	I	U T
	D		U	K	N	I	O	O	N	R	H G	I U
		E	G	O	I	E	R	M	C	E	O	S O
G			T	N	I	N	G	G	E	R	B N	U
L				S	I	C	C	R	S	G	A	G S
A					U	T	S	E	E		A H	I
D						D	H	U	N	V		R C
D	S	N	I	F	F	I	R	G	L	S	I	A
E	F	A	M	I	L	I	A	R	I	Z	E D	G
S	M	A	L	S	L	O	B	B	E	R		
T	P	R	O	B	O	S	C	I	S		F	

Puzzle # 58
ASSORTED WORDS 58

S	C	I	H	T	A	P	O	H	C	Y	S	P	P	T
D	E	R	E	T	T	U	L	F	O				E	R
	S	D	E	F	E	N	D	A	N	T	S		O	I
		N					E	X	C	E	L	S	P	P
	S	T	O	M	A	C	H	S	L			S	L	L
G	E	D	R	I	B	A	E	S	U			T	E	E
	N			S	T				D			E	D	L
M	M	I		S	E	I	R	R	E	B	R	A	B	U
W	E		T		E	T	S	O	P	I	R	D		L
H	S	D		C	D	R	A	O	B	L	L	I	B	L
I	H		I		A			B	P			L		E
N	E		A		P			A	X			Y		D
I	S			S		M			N	E	K	A		O
N			S	E	Z	I	G	O	L	U	E			
G				D	E	T	A	C	H	E	S			

Puzzle # 59
ASSORTED WORDS 59

W	I	Y		S	S	S		S	P	M	A	T
E	N	X		Y	E	M	O	A		B		
E	A	C	O		L	C	E	G	D		A	
K		G	L	D		D	S	I	G	O		W
L			G	U	O	C	E	E	U	I	G	S
Y			R	D	H	N	T	R	Q	E	A	
P	C	B	O	O	G	I	E	T	A	C	O	E S P
P	R	C	O	L	L	A	T	E	S	R	M	E U R T
R	E		N			K	V		O	E	J	L
E	M		F	I	T	T	E	S	T	I		R E F
I	R	E	S	T	A	T	E	M	E	N	T	I D
U		D	E	L	L	I	R	T		G		F
M	Y	L	B	A	R	E	N	L	U	V		
S	A	L	U	S	N	I	N	E	P			
		S	T	S	I	P	A	R				

Puzzle # 60
ASSORTED WORDS 60

		P	R	E	D	E	S	T	I	N	I	N	G
W	E	T	T	E	R	H	I	N	O	C	E	R	O S
C			L	I	V	E	L	I	N	E	S	S	
	O	D	E	I	F	I	T	A	R	Z			
D	E	N	Y	I	N	G				A			
M		G	S	P	I	N	D	L	I	N	G		
	L	S	R	E	L	L	E	V	O	R	G	A	
	B	A	S	T	A	R	D	I	Z	I	N	G I	M
	B		T	S	E	I	B	B	A	G		O	
W	H	A	M	S		U	T				N	N	
		K	E		L	E					O	L	
P	A	T	R	I	A	R	C	H	A	S		M	I
	H	I	N	D	S	I	G	H	T	N		I	E
	R	U	D	I	M	E	N	T	S	E	O	N	S
		S	T	R	O	N	G			D	Y	T	

Puzzle # 61
ASSORTED WORDS 61

Puzzle # 62
ASSORTED WORDS 62

Puzzle # 63
ASSORTED WORDS 63

Puzzle # 64
ASSORTED WORDS 64

Puzzle # 65
ASSORTED WORDS 65

D	Y	L	G	N	A	G	N	I	W	O	R	R	A	M
	E	D			D	E	F	O	R	M	I	N	G	H
G		B	R		A	A	V						A	E
	N		B	O		B	R	I					Z	I
		I		E	W	E	A	T	R				E	N
D	P		E		W	S		T	B	H			T	O
	E		E			T	E	E	E	O	S		T	U
	R	N			P	R			L	S	A		E	S
	F	B	O	B	B	I	N	S		A		R		N
	O		I		D						W		D	E
	R			H	E	D	I	T	O	R	N			S
	M		G	U	N	S	H	O	T	S			U	S
	I	S	S	E	N	S	U	O	L	U	R	R	A	G
S	N	I	Z	Z	E	U	M	C	T	A	P	E	R	S
	G	N	O	I	T	C	U	D	O	R	T	N	I	

Puzzle # 66
ASSORTED WORDS 66

T		S		D	E	T	C	U	R	T	S	E	D	
O		S	N	O	I	T	A	U	L	A	V	E		
W		S		I			S							D
E	S		S		A	C	S							I
R	D	E		E		L	O	F						S
S	E		V	B	N	Y	R	M	R	S				T
	L	H		I	O	N	T	E	B	I	M			I
G	I		A		T	N	E	I	B	E	E	O		L
U	N			R	E	P	D	R	C	M	D	N	T	L
I	Q			D	G	M	I	R	O	A		D	E	
L	U				C	L	U	N	A	R	H		R	
D	E	B	U	N	K	S	O	I	S	G	B	T	C	I
E	N					V	B	N				A	E	
R	C	T	R	O	L	L	O	P	E	D	O			S
S	Y	T	I	C	I	L	B	U	P	R		C		

Puzzle # 67
ASSORTED WORDS 67

			D	I	S	Q	U	A	L	I	F	I	E	D
D	A	N	C	E	R	S						M	N	
Y	N	S	U	O	N	E	C	R	A	L		I	O	
I	T	A		G	N	I	T	A	U	Q	E	G	N	M
N	T	E	R	T		F	E	L	I	F	E	R	P	O
T		U	K	W	N		I	S			A	L	T	
E			T	C	H	E		G	P	C		T	U	I
R	D	R		O	I	A	M		U	O		E	S	V
S	R	E		P	R	R	L	E		R	U	S	E	A
T	E	H	V	U		I		S	U	P	E	T	S	T
E	P	A		L		L	A	M	R	O	F	N	I	I
L	L	B		A	O			L		R	N			O
L	I			S		S			S	E		E		N
A	E				B			A			D	A		
R	D	E	T	A	R	O	B	A	L	L	O	C		L

Puzzle # 68
ASSORTED WORDS 68

	D	E	P	A	R	T	E	D						
O	P	E	R	A	N	D	S	E	I	T	S	U	R	T
F	A	S	T	E	D	A	N	T	E	A	S	E	L	
C	S			A			I	O					U	
O		T		S	R	E	T	T	O	L	B		L	H
R		N			E	G		R	F				L	U
N	S	E	X	E	P	A	L	I		E	F		E	M
S				C	S		E	R	G	N	U	D		I
T					S	R		C	D	R	I	B		L
A	N	T	E	D	A	T	E	E	T	C	L	U		I
R	S	R	O	P	U	T	S	L	F	L	A	E	N	A
C								O	L	U		S	T	
H	S	G	N	I	W	S	N	W	O	D	O	S		E
O	I	L	C	L	O	T	H			A	G	N	S	
	S	E	V	I	T	N	E	V	E	R	P			I

225

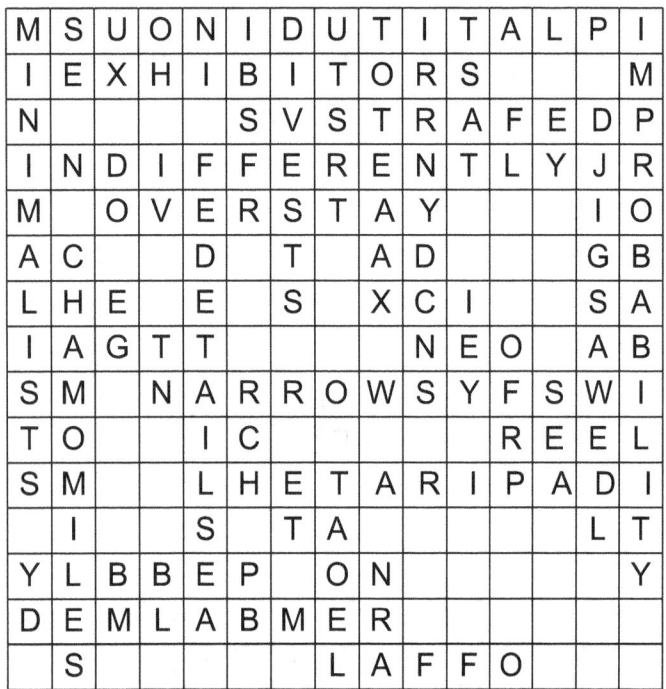

Puzzle # 73
ASSORTED WORDS 73

```
L K C A P K C A B   E       V
R E   G N I K C A P A Y     E
    E T A U T C U L F R A   R
D   N S L G H         T K S I
S E D N A I N E       H K P T
M F L A U P S I M R I E R A
A L   L S R D P P S E D E B
T A     E H D E E P R G E L
T U       B B A R D A   D E
E T         O O U   L   O A
R I Y L T E W   A R N   S   C
I S   S N O I T A R B I L A C
N T     S U M M E D         E
G S     G O V E R N I N G   P
S N A V I G A B I L I T Y   T
```

Puzzle # 74
ASSORTED WORDS 74

```
U N L A C E S H T E I T R O F
  S E H S A L U O G     E   S
  C O N S T R A I N     D L L
F E R R E T I N G       H I I
        M     L Y       E V M
  H S I R U O L F A L   A I N
      S       W     C B D D E
T S   L M     R       I E   S
D A R   E A     D O S A G E S
S E T E   P N     L H     A F
A A T I K C A N O N I C A L M
  L I R B A     H E     V N
    L D I A B   C D     I A
      I E G H S E I T N A C S
        V M   R A V I N E D
```

Puzzle # 75
ASSORTED WORDS 75

```
M             D E G U O G
    I G   F L I N T I E S T     O
      S N     R A U G A J       U
        F I S E O H S W O N S T
T   Y     I V T G N I T U O P R
S N S C E R O C             R E
    E E C A X E L E N N U F E A
    E H M I R P D R L       F C
      G S I T I L S I L     I H
        U I D A P E T N O   G I
          O N E M S T E G C U N
            R R P O N I G L R G
P E T R O L E U M R O V E E
R O O M M A T E F I H C E B T
        G N I F I N K K C A J
```

Puzzle # 76
ASSORTED WORDS 76

```
  F R A I L T Y R E G A L E D
P N O U R I S H
Q R   M E H   M E L O D I C S
U A   C U V U     S T U H S I
I N   O M K I M G   U       N
N K   N U   A S B N F C     F
T S   V F   T O C L I   U   L
E T B A T H R O B E E N   A E
T E   L I C     R     R N A C
S R   E     E     T C A E E T
  S   S       T     E   T S M
      C           E   R     E S
      E   F L U I D L Y     S
      D   S G N I O G T U O
S P A N K S E S I W R E H T O
```

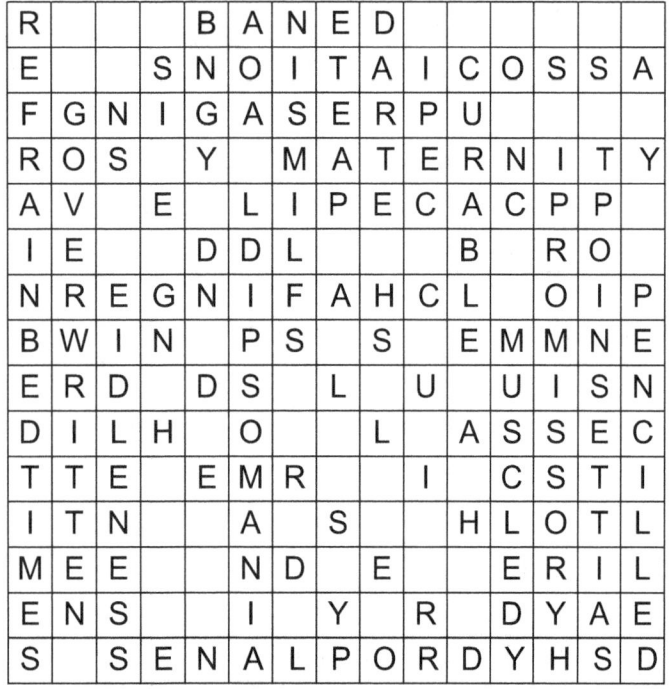

Puzzle # 81
ASSORTED WORDS 81

Puzzle # 82
ASSORTED WORDS 82

Puzzle # 83
ASSORTED WORDS 83

Puzzle # 84
ASSORTED WORDS 84

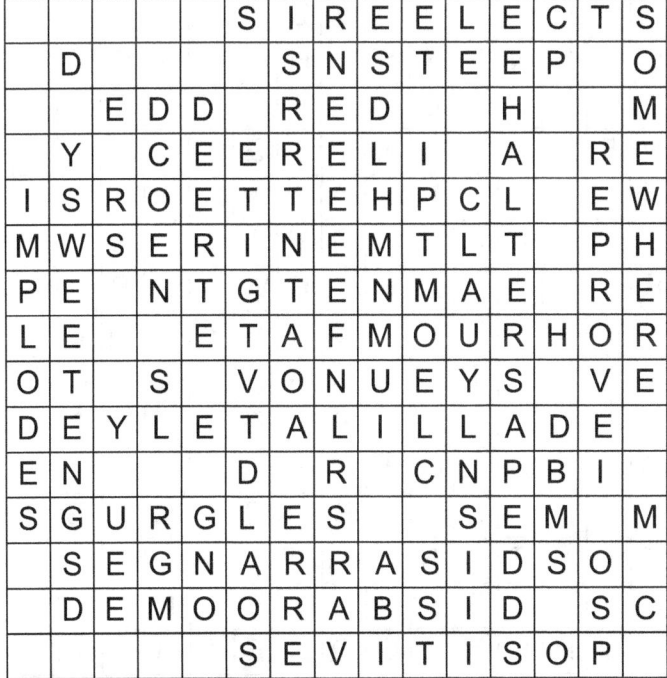

Puzzle # 85
ASSORTED WORDS 85

	I	N	T	E	R	S	T	E	L	L	A	R	
R	S	T	N	A	L	P	M	I			A		
E			Y	G	N	A	M				U		
S	D	I	S	P	L	A	C	E			X		
I	B	O	G	E	Y	E	D	Y	L	L	A	N	I	F
S					T	S	I	M	E	H	C	L	A
T	N				R	U					I		
I		O		D	E	I	D	O	R	A	P		A	S
N	E	N	O	B	N	I	H	S	C	T			R	H
G		S	L	L	A	B	D	N	A	H	S		Y	R
		S	D	U	O	L	C				E	B		I
			S	E	S	S	A	P	M	O	C		E	A	V
T	E	P	P	I	N	S	B	O	N	I	E	R		I
				M	R	E	D	Y	H	C	A	P	N
S	E	D	A	R	G	N	W	O	D				G

Puzzle # 86
ASSORTED WORDS 86

		C		H	O	B	B	L	I	N	G			
	E		O	C	P	R	E	C	O	C	I	O	U	S
P	N		C	L	T		T							P
H	I			K	I	N		S						R
E		M		I	N	E		I						O
S	M	A	D	M	A	N	E	K	I	I	B			F
D	E	C	H	A	N	T	E	R	S	R		U		O
T	R	C			S		L	K	U			C		U
E	A	A	T	B		S		I		E		R		N
A	L		P	I	O		E		H	D	H		P	D
C			O	O	O		L		I		S			E
H			E	N	K		A		T		U		R
E				L		S	A	N	A	N	A	B
R			S	L	E	K	C	I	N	A		
O	B	S	E	R	V	A	T	I	O	N	S	F		

Puzzle # 87
ASSORTED WORDS 87

I	P	R	O	C	R	A	S	T	I	N	A	T	E	N
M	G	T			E	L								I
P	Y		N	N		C	I	U						T
E		T		I	A		R	L	A					R
R	G		T		N	R		E	D	H				A
I	O	A	G	A		I	O		A	N	R			T
A	O	Y	D	N	B	R	F	T	L	M	E	E		E
L	B		L	F	I		E	E	C	E	E	I	V	D
I	E		D	L	T		P	R	E	G	D	R	O
S	R		S	O	N	I	C	C	U	P	P	A	C	F
T	S				O	E	E	A	L		X	T
S	H	O	W	I	N	G	F	S	R	V	S		E	O
I	M	A	G	I	N	A	B	L	E	I	E	I
	M	O	B	I	L	I	Z	I	N	G	D	D	N
G	O	A	T	S	K	I	N	S	K	N	U	T	S	G

Puzzle # 88
ASSORTED WORDS 88

	T	D				D	M	U	T	I	N	I	E	D
D		S	N	R	I	S	E	H	C	T	A	W	S	
I	E		E	U	E	N	S	F						
N	E	K		I	O	K	I	E	E					
T		T	L	I	P	P	A	T	V	I				
E		A	A	C	A	O	M	I	I	R				
R			R	H	E	O	R	W	A	R	B			
M			T	E	C	C	S	P	A	T	D	E		
I		I		V	G	A	N	G	L	I	A	D
N			F			E		P				O
G	M	S	I	C	I	S	S	A	L	C				N
L		C			B	A	S	E	N	E	S	S		
E	A	F	T	E	R	M	A	T	H	A
S			S	E	R	U	T	R	A	P	E	D
C	I	H	P	Y	L	G	O	R	E	I	H	

Puzzle # 89
ASSORTED WORDS 89

	B	A	T	T	I	E	S	T				D	S
R	N			S	S	T	A	R	T	I	N	G	E	U
E		A	Y	F	M	D	O	L	E	F	U	L	C	N
D	G	P	I	T	L	O	R			N			O	B
E	Y	I	A	R	I	E	O	O			O		N	U
P		H	G	T	O	R	E	T	C			T	T	R
L			C	O	C	T	E	T	H	C			A	N
O		D		T	L	H	S	T	E	E	A		M	I
Y		E			A	O	Y	I	X	S	S		I	N
		F			S	C	A	C	H	E	T	I	N	G
		U		S	R	E	K	A	T	D		A		
	G	N	I	N	I	A	R	T	S	N	O	C	T	
	C			C	S	E	I	P	P	U	Y	E		
	T			S	D	E	E	W	K	L	I	M		
	P	E	R	V	A	S	I	V	E					

Puzzle # 90
ASSORTED WORDS 90

	S	H	R	U	B	B	E	R	Y					V
F	U	N	N	E	L	E	D	M	L	U	C	I	D	E
D		S	T		L	V		D	U					R
O	A		H	N	G	L	O	T	E	S				I
G	K	W	S	I	E	N	U	L	S	I	B			T
G	I		N	T	N	G	I	F	L	R	R	U		I
O	N			E	N	G	N	R	R	E	U	R	S	E
N	G	D			D	E	L	A	E	A	Y	C	E	S
E	F		E				D	I	T	D	E	E		F
R	I			S			N	N			N	F	D	
	S			O	S	I	O	E	G	R	U	O	B	
	H				P	B	O	B	C	A	T	S		
S	E	O	R	Y	T		X	G	O	O	S	I	N	G
	R	S	E	V	I	T	N	E	C	N	I	A		
T	A	R	I	N	G	S	A	L	L	I	T	N	A	M

Puzzle # 91
ASSORTED WORDS 91

P	G	N	I	C	I	O	J	E	R		D	O	
U	M				C	H	I	P	P	E	R		
N	O	I	T	A	R	U	T	A	M		B	C	
I		N			D				A	H		S	
S		I	E	L	P	I	T	L	U	M	T	I	L	E
H		S			S	F	R	A	M	E	D	A	N	
E		D	E	G	G	A	R	D		D	S	G	S	
S	T	A	R	P	S	V					N	U		
L			S	U	O	T	I	U	Q	I	N	I	A	
	E				W	O	R	I	E	N	T	A	L	
		G	E	L	B	A	R	E	P	O	N	I	P	
		G		L		E	S	I	A	R	P			
	S	S	E	N	S	S	E	L	M	I	A	E		
O	F	F	E	N	D			S	E	X	I	E	S	T
		I	M	P	I	N	G	E	M	E	N	T		

Puzzle # 92
ASSORTED WORDS 92

B	U	T	T	E	R	F	L	I	E	D				R
	I	E	S	E	S	S	E	N	T	I	W	E	Y	E
	D	R	L	N		U	S	E	U	V	E	R		C
		E	D	U	O		A	I						O
G			T	H	T	I	H	P	N					N
E			A	O	S	T	O		G			O	C	
N			T	U	U	C	O		E		P	I		
E			B	I	S	P	U	D		S	A	L		
T	G	N	I	L	L	E	V	E	B	D	O		Q	E
I			L	A	S		B	O	U	D				
C	R	E	D	N	U	H	T	C	R	S	R	A	E	F
I		S	P	A	C	B	U	H	G			D	D	
S		S	T	S	I	G	O	L	O	I	D	A	R	
T			P	R	E	G	N	A	N	T				
S	E	S	O	P	P	U	S	E	R	P	G			

Puzzle # 93
ASSORTED WORDS 93

```
      R     O V E R S T O C K E D
      E E S R E T T E L S W E N
S D   G   S T   T G E
R U   R I O O R E A V
I N O A M E N D M E N T I I
D D   I     V C R E B D N N
D A   C     I U I T B E I S
L N S D I A L P D B A A U R V
I C       R     E A H L L S
N Y I P P E D G     T T   A B
G   I M P U L S I N G C O   P
S L A U D I V I D N I   A R
S H O R T N E S S       X
G N I T H G I L D O O L F   E
  S S E N I H C N U A R
```

Puzzle # 94
ASSORTED WORDS 94

```
  I B           G N I M M E L
  N   R       Y S M O S Q U E S
  T   E E B   L E S P O O T S
  O S V   A   R I D L U O C
S L E E F L S E L E C T I V E
I E   R S L   T Z   G A
N R   S   O S   E A   N N
F A   E   O L R   D M   I U
E N   D   N   C A   A   G L
R C       I   B E R E A V E
E E C H A S T I T Y R
N   O U T V O T E   R
C         S     D E G G A R B
E G N I T C A R E T N U O C
S   M A R V E L O U S L Y
```

Puzzle # 95
ASSORTED WORDS 95

```
H A R D W O O D S M O S S E D
R   E E D   Y L E
O   X   I E   L O T
O   C S   G H   D W A
S I   L   D   O S C N B D
T W N U G   E   O A   O R P
E   R S   N   B   B E   F O U
D     I U   I   Y B   L     W
      V T R   C   A   N
H   E   E E   S G D     U
  S   L   R D C E R E B R A
    U Y     S S   L
    G O R G E O U S L Y A
        C O N C L U S I O N S
        Y C N A T L U S N O C
```

Puzzle # 96
ASSORTED WORDS 96

```
  S L O E L U S I V E L Y S
A   E L U C       A     T
  S   H E T I   S R E N N I D
  D S D P W R V   A L     N L
  S I O U O E A I B I     G E
D H E R C P R R G L T     R P
R E   G B I L T A E I     A R
A E     A Y A I S F S Z   Y O
W N       R H T C A M   I S U
B   C O N T U S E A T     N S
A Y L S U O Y O J D T A     G
C S D O H T E M C       O C
K       S D L A C S     R
S R E T T I B M E   I     S
      G N I S I A I L D
```

Puzzle # 97
ASSORTED WORDS 97

					B				P		
		G	N	I	S	A	E	R	C		
								E	I		
I	G	D		A		C		R	N	I	
N	Y	E		B	B		K		C	V	R
T	M	S		S		O	D		H	A	R
E	N	C	N	C	D		R	E		A	L
R	O	E	S	O	R	E	O	T	L		I
V	S	N		N	Z	U	P	F	I	U	
									C	D	A
E	P	D		D	A	A	S	P	F	O	A	E	A	T
N	E	E		E		T	L	H	A	A	N	H	T	I
T	R	D		D			S	B	E	N	T		I	O
I	M	O	T	I	O	N	S	P		D	T	S	N	N
O			D	E	Z	E	P	A	R	T	A	G		
N	O	I	T	A	Z	I	R	O	T	C	A	F	C	
S		H	A	V	E	R	S	A	C	K	S			

Puzzle # 98
ASSORTED WORDS 98

	H	A	R	K	E	N	I	N	G	N		
T	S	E	V	E	R	A	L	L	Y		O	A	S
	N	O	I	T	C	A	E	R			N	F	P	R
		A	L	O	I	V				M	L	F	I	E
N	D		L	S	D	R	A	Y	E	I	I	E	N	P
S	O	O	T	A	K	C	O	C	L	S	V	C	A	R
S	U	I	S		H	R			E	E	I	T	C	E
P	B		T	A		N	A		C	R	N	I	H	S
E	T		A	N	M	I	M	T	I	G	O	O	S
E	L			R	D	U		I	E	P	N	B	I
C	E				T	Y	G	N	S		S	L	O
H	S	P	I	R	A	T	I	N	G			A	N
E	S	W	O	R	L	D	S	B		Y		T	S
S	E	T	A	I	T	I	P	O	R	P		E	
				P	E	R	S	U	A	S	I	O	N

Puzzle # 99
ASSORTED WORDS 99

S		S			C	R				P	
	D	S	E		A	G	O	E		O	I
E		I	N	M		S	N	N	B		L	N	S
C	T		O	O	O		S	I	S	I		I	C	T
O		S		V	I	T		A	L	T	F	C	L	I
N		S	E	D	S	T	C	S	U	D	R	Y	O	L
O	S		E	I	E	T	A	I	E	L	D	U	S	L
M	S	H		V	K	R	S	U	T	N	T	A	E	S
I	P	E	A		R	A	I	E	L	O	O	S	S	D
C	A	X	H	R	E	A	E	P	R	A	N	G
A	D	I		C	P	N	C	R	S	K	V	P	Y
L	I	T			I	E	I		C	A	C	E	Y	B
L	N	E				R	S	P			A	R	H
Y	G	D				N	T	L				B
J	U	G	U	L	A	R	S	E	A

Puzzle # 100
ASSORTED WORDS 100

A				O	T	S	E	F	I	N	A	M	F
	N			C	R	E	A	T	I	V	E	L	Y	R
F	A	T	H	O	M	I	N	G						I
	K		H	G	N	I	A	R	A	C	S	A	M	Z
	I		D	E	G	A	L	F	U	O	M	A	C	Z
S	N	O	I	T	R	O	P	P	A					I
H	E	S	G	D		I	N	S	E	T	T	E	D	E
E	M		U	N	A	B	U	T	H	S	A	W	E	S
E	A		O	I	M							C	T
R	T	S	U	O	I	T	N	E	I	C	S	N	O	C
E	I			P	R	S	M	A	L	L	R
S	C		S	U	B	M	E	R	S	E		A
T	R	O	W	E	L	S		I	X			T
				G	R	O	V	E	L	L	E	D
	T	S	I	R	O	T	O	M

233

Puzzle # 101
ASSORTED WORDS 101

M		I	G	N	I	T	C	E	P	X	E		E
E		N				M	U	T	N	A	U	Q	X
L	H		E	S	C	L	A	S	P	S			I
O	A	T	S	X	T	S			F				S
D		N	R	E	C	R	I	D		U			T
I	S	G	N	A	T	R	U	S	E		L		E
C	A		N	I	E	A	E	C	O	Z		S	N
A	N		D	I	H	H	R	S	T	C	O		T
L	D			E	L	I	S	A	C	I	R	O	I
L	W	M			L	B	L	I	L	E	N	A	A
Y	I	I			T	R	A	D	I	N	G	N	L
	C		T			S	U	T	N	H	C		
	H	L	A	M	B	E	D	A	B	O	E	X	E
M	E	D	I	C	I	N	E	S	C	A	R	I	E	S
	S				G	N	I	Y	A	R	O	F	

Puzzle # 102
ASSORTED WORDS 102

						E	S	O	D	R	E	V	O
	F	O	R	E	S	A	I	L	S	E	X	A	M	S
	P	L	E	A	S	U	R	E	D	H			S
S	S	R	O	S	I	V	R	E	P	U	S	N	T
H		C	S	E	T	O	M	E	R	M		O	E	N
O	E	H	R	X						I	A	B	E	O
P		A	A			S			D		L	R	N
S	B	R	L	L	W		S	H		I		E	E	E
	R	T	T		L		P	T	F		W	D	S
	E	R		I	H		E		A	I		O		U
	V	E		N		I	D		E	W	M		C
	I	U		G			E		R	L	E		H
C	A	S	U	A	L	L	Y	R		S		N		E
	R	E				M	I	S	S	T	A	T	E	S
	Y				S	T	N	I	M	R	E	P	P	E	P

Puzzle # 103
ASSORTED WORDS 103

		G	N	I	L	T	N	U	R	G	S	I	D
					F	O	R	T	H	W	I	T	H
			L	A	N	O	I	T	O	M	E		
			A	P	O	U	T	M	O	D	E	D	
G	N	I	D	R	O	H			H	C	T	U	L	C
S				C	C		H	O	M	A	G	E	S
C	M		H	A	B	S	T	E	N	T	I	O	N
R	O			L				N					
O		C		Y		G	N	I	R	A	E	S	
O			K	P			B						
G	B	R	U	I	S	E	S		A	M	I	D	S
E			R	E	I	F	F	U	L	F			
S			Y	R	T	S	I	U	S	A	C		
G	N	I	R	U	T	N	E	D	N	I			
	I	N	T	E	R	E	S	T	I	N	G		

Puzzle # 104
ASSORTED WORDS 104

		G		E	L	B	I	S	A	E	F	N	U
S			N	H	S	I	U	G	O	R	H		O
T	P	N		I	S		R			O			U
A	I	A	O	S	B	T			S		S		T
F	M	H	R	I	E	O	C			T	T		P
F	E	S	R	T	L	R	A	P	T	E	R		L
I	A	N	O	A	K	S	F		L	D	A
N		T	O	W	Z	C	I	E	S		Y
G			Y	I	R	I	E	D	T		E
O	C	C	L	U	D	E	D	P	O	L	H		R	D
A	L	L	U	D	I	N	G	M	O	I			A
E	T	A	I	X	Y	H	P	S	A	T	V
C	O	L	L	A	T	I	O	N	S		H		I
Y	T	I	L	A	T	R	O	M			C		C
R	A	N	D	I	E	S	T	E	T	A	X	I	F

Puzzle # 105
ASSORTED WORDS 105

Puzzle # 106
ASSORTED WORDS 106

Puzzle # 107
ASSORTED WORDS 107

Puzzle # 108
ASSORTED WORDS 108

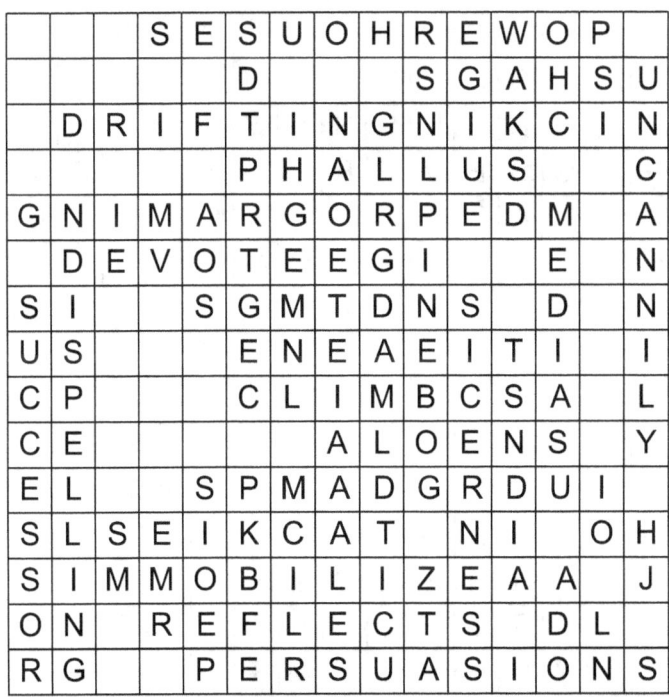

Puzzle # 109
ASSORTED WORDS 109

Puzzle # 110
ASSORTED WORDS 110

Puzzle # 111
ASSORTED WORDS 111

Puzzle # 112
ASSORTED WORDS 112

Puzzle # 113
ASSORTED WORDS 113

	I	T	H	E	A	R	T	T	H	R	O	B	S	I
O	A	N	N			C	C		I					M
R	M	L	S	E			H		M					P
I	E		I	M	U	I			R					E
E	N		S	M	N	E	G	L	L		E			R
N	S	D	S	E	O	U	S	P	U	B			P	M
T	T		E	E	I	N	A	I	A	P	L			A
A	R	S		Y	S	R	Y	T	T	Y	M	A		N
T	U	E	E	D	E	P	E		I	R	O	A	I	E
E	A	L		I	E	L	O	K		N	E	F		N
D	T	V		B	K	R	C	O		G	V	F	T	
	E	E			B	U	A		O		D			
	D	D			U	P	P		C			A		
		G	G	U	I	T	A	R	I	S	T			
		S	E	D	I	R	Y	O	J	G				

Puzzle # 114
ASSORTED WORDS 114

I	S	E	I	T	I	L	I	B	A	S	I	D		R
N	M	S	E	D	U	X	E	U						E
S	A		S				G	N	I	V	I	H	D	
T	T			E				G						U
I	U	S			N	D	A	E	H	E	N	O	B	C
T	R		T		D		R				A			I
U	E	S	G	N	I	T	A	I	T	A	S		N	N
T	L		K		E		O				D	G	
E	Y		C	A	I	R	B	R	U	S	H	E	S	
D				O		C	T		B			D		
L	A	C	I	G	O	L	O	N	O	R	H	C		
R	E	I	L	N	E	E	U	Q	A	C				
C	O	N	C	U	R	R	E	N	C	E	S			
		G	N	I	M	A	E	R	T	S	N	I	A	M
Y	P	M	A	W	S	P	Y	R	T	S	E	C	N	A

Puzzle # 115
ASSORTED WORDS 115

	I	R	R	I	T	A	B	L	Y			B		
E	X	A	C	T	E	D	W	O	O	D	E	N	E	R
G				S	D	L	E	G						A
	N	T	S	E	H	C	A	N	C	E	R	O	U	S
	P	I		R	M	A	R	J	O	R	A	M		
	A		T	S	E		N			O		I		P
N	R	B		A	Q	N	K	D			R		F	A
	A	L	E	S	L	U	I	A	M			C	Y	Y
S	B	I	A	T	O	U	A	F	E	A			I	D
Q	L	G	G	V	O	L	S	L	E	W	D		N	A
U	E	H		E	I	O	U	P	L	D	T	E	G	Y
E	S	T			L	R	K	B	A	S				S
A		I			L			L	C					
K		N	W	I	L	L	O	W	Y	E	N			
Y		G	W	A	I	N	S	C	O	T	T	E	D	

Puzzle # 116
ASSORTED WORDS 116

S		S	S	E	N	L	U	F	E	T	I	P	S	
U		R						J	U	T	T	I	N	G
B		O	P	A	R	A	D	I	S	E	S		M	S
U		O	G	D	F	R	E	E	D	M	A	N	A	H
R		M		N	E	N	T	H	R	A	L	S	S	R
B		E		I	G	A	D	C	M				S	I
A		R		B	N	G	I	N	A	I			E	E
N	K		O		I	A	L	U	V	S	S			K
I	E			L			T	H	I	O	I			S
N	N	N	E	D	D	O	R	T	E	R	V	W	T	
S	N	E	G	R	E	L	L	A		L		I	E	Y
I	E	E	Z	I	R	E	T	U	A	C	L		C	R
G	D	E	T	C	E	L	E	E	R			U		
N	S	T	E	N	O	G	R	A	P	H	E	R	B	
E	G	R	A	L		M	I	S	C	R	E	A	N	T

Puzzle # 117
ASSORTED WORDS 117

Puzzle # 118
ASSORTED WORDS 118

Puzzle # 119
ASSORTED WORDS 119

Puzzle # 120
ASSORTED WORDS 120

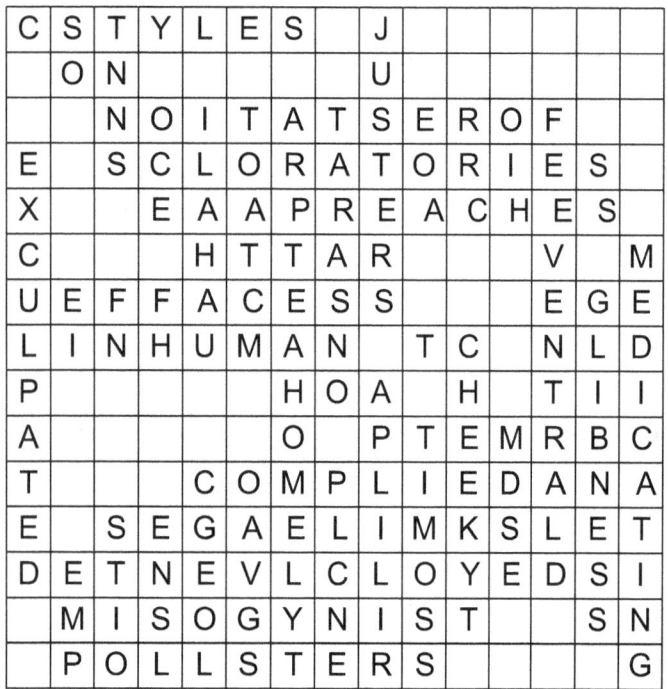

Puzzle # 121
ASSORTED WORDS 121

```
    C O N S T I P A T I O N R
S N E D I W D E I V E L       A
    R S D R   E T A C O L E R F
    S E N I E P G               F
S   R H O O T D A M P E N S   I
O U   O P I H S E T           A
P R O C T A S R U W I R A T E
E I   R   A R N R B O R
R V   E O   M G E O K B E
A U   S   M   I O H M C L H
T L   C   U   T T E E O E
I E   E       H   S R R H L
N T I N H U M A N E E A P   B
G N I T A N I M A T N O C P
    S S E N I K S I R F       A
```

Puzzle # 122
ASSORTED WORDS 122

```
R   B U R G L I N G
S E       E     Y
L E D   C   I       R
U   E A     N E Y       R       G
M T A T O B B A D H       U     E
B H U N N R     I   P       H R
E E C N T E B       G S O       M
R D O P N E S R R     E T R     I
I O R A   E C B E E     L U T N
N N T R   L E A I I     L O   A
G I I S       E D   T K   A T
    S S E T A R E D E F N O C E
    T O S   R O U T I N E I O S
    I N D R E A R I E S T     A H
C E S E E G             S     D
```

Puzzle # 123
ASSORTED WORDS 123

```
D E I F I S R E V I D       P
    S E R I P S E R L       R
M I N I B U S E S   A       O
        E C A U O V I B     V P
M   S L E V O H S R     O E R
A C H A G R I N S R E S A R E
C D I N N E R S         N   B C
H   S   D E G G U B E D O   O
I S D E N I T O L L I U G L C
N   E I L       O V   L       I
E       L U U     N E   O     O
S       B G O       T N   C   U
            B N J       O D   S
            E A         O O
S S E N D A S P L       F R
```

Puzzle # 124
ASSORTED WORDS 124

```
      I M I T A T O R S
C L A N D E S T I N E L Y
O A F T E R T H O U G H T
K E R G S D E L E G A T I O N
E   X N N N S D   D       R
S     C E I I T E V E I N E D
E S E H H L T P E S   B     C
Q P N A C E I A S N R   M L
U E R N R N Q A C L G U   U
E L A C U   I U N I   Y C S D
N U P I I     F E   L A C I
C N T E S     L R   P T V
E K U R E       L     M E
R E R   R         U       O
S R E C I T E       B     C
```

Puzzle # 125
ASSORTED WORDS 125

I	N	I	T	I	A	L	I	Z	E			W	
	V				D	E	S	U	L	P	N	O	N
R		O				S	T	E	E	P		R	
S	E		R		B				H		S		
D	D	D		Y	C	O	S	T	L	Y	S		E	Z
F	E	A	L	T	Y		W				R	N	O
R	P	R	E	E	Y	C	N	E	U	L	F		A	O
I	R		I	R	W	F	E	B	R	I	L	E	M
E	O		V						S				E
N	T		Y	L	E	T	A	R	E	P	S	E	D	D
D	O				D	E	H	S	A	L	P	S	
L	N	Y	L	H	S	I	L	O	O	F			
I	S	A	R	A	I	T			A	N	A	N	A	B
E			D	E	T	A	R	O	C	E	D	E	R
S	E	T	T	A	M		T	A	R	R	I	E	R

Puzzle # 126
ASSORTED WORDS 126

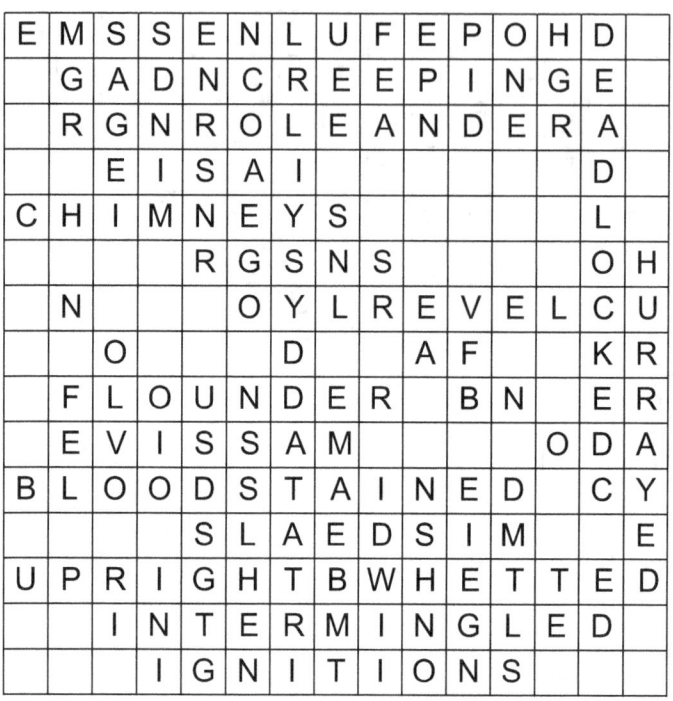

Puzzle # 127
ASSORTED WORDS 127

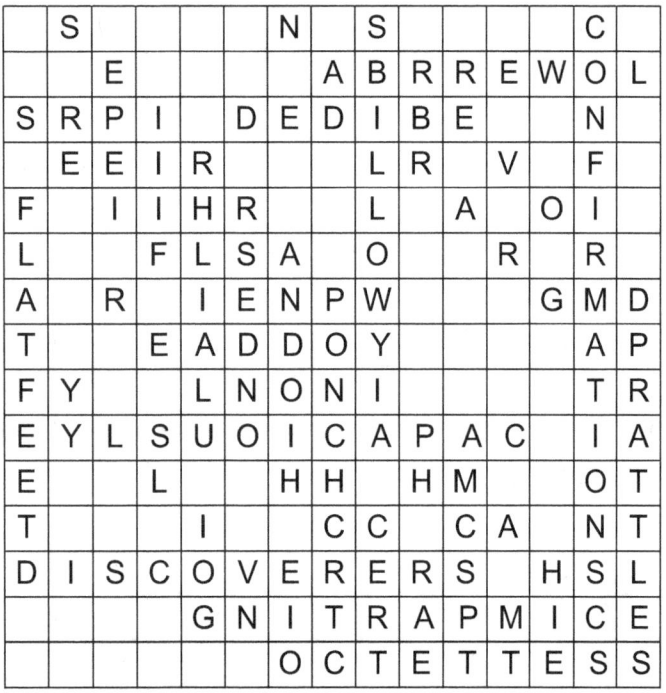

Puzzle # 128
ASSORTED WORDS 128

		I	M	P	L	I	C	A	T	E	S		
I	N	D	U	S	T	R	I	A	L	I	S	M	
M	A	I	D	S	E	R	V	A	N	T	S		
			N	O	I	T	A	R	T	L	I	F	G
B		I	N	F	L	A	T	A	B	L	E	S	I	E
	R		D	O	O	W	T	F	O	S		M	R
S		A	S	S	U	M	P	T	I	O	N	S	P	M
N	H		N					F			E	I
I		C		C	H	A	T	T	I	L	Y		C	N
C			U	O	H	M	A	T	C	H	E	D	C	A
K			N	R	E	L	G	G	U	M	S	A	T
N			C	U		S	A	D	O	S		B	E
A			E		E				W	I	M	P	L	E
M	G	N	I	D	L	O	F	I	N	A	M		Y
E		F	R	E	E	W	H	E	E	L	E	D	

Puzzle # 129
ASSORTED WORDS 129

```
    P     G S H I V E R E D
    B L Y L L A Y O L
S L E M A N E E U S
    E L T         L N E
D   P   B   F R A T T R A P S
  E   I   A O     R N B
    N       K   R     U E A
T   G A     D   A   M   T S S
  S     C   S R E D O O R B S
D K   R G N I T C A R T S I D
S E C U R A D I O W B
K   L A B S E T A D I U Q I L
I     K T T W R Y L Y N
N         N T U           G
S           A A O   F L E E S
```

Puzzle # 130
ASSORTED WORDS 130

```
M   G N I X O M M U L F
A M   B R A I N S T O R M E D
S A C O M M I S E R A T I N G
Q M   M       S   F         S G T
U M     B       S     I     U L W
E O   I             I N     P A I
R T D N O E G D U L B A P D C
A H O G     T A N G Y B   L D E
D S L S Q U E A S I E R A E
E   L D E G O L A T A C N N S
S O     Y Z Z A J   V     T I
      P R I C K S         E     N
B R E A D W I N N E R         G
    D   T S I T A M S I M U N
  H C T I W S L A N I G R A M
```

Puzzle # 131
ASSORTED WORDS 131

```
    E Z I R A L U G E R
          S E T A P L U C N I
          E X C E S S I V E T
    D C O D G E R S N         A
    I     E         O         R
    S   C H A L K B O A R D   M
T P E R O T C E L L O C O     A
E E Y N N S N H R G       C C
A L   T O G D E U A N         K
R L     I B N N S M P I       I
O E     S C S I A N B P Z     N
O D F   E   U S K T O L A I G
M     I D     A O A S C E     S
S         E       P R U       R
            H           C Q
```

Puzzle # 132
ASSORTED WORDS 132

```
    L A C I S I A D A K C A L
K M         Y R E T T I J
A O     G         S   S
L N       N L F     S   E
E A E         I A R T E     T
I R   N         T I A P L   A
D C     F       N R N M E   R
O H Y A   O     G E O T E M   I
S I   L R   R     N M T I E A
C S       D B     C   I A C C R N
O T M       I E T E N N N I     P
P S   O       L T O A     W R P
E         S       O R L B   A O
S C O P P E D     S E E L F P
T A M P E R B         V H E     S
```

Puzzle # 133
ASSORTED WORDS 133

	G	E		D	B		S	R					
A	R		S		E	A		E	E				
R	O		J	N		Z	C		S	N			S
M	S			O	E		I	H		P	A		L
A	S	R	Y	D	N	F		R	E	T	A	E	I
D	E	S	O	D	E	Q	F		O	L		L	V
A	R		E	T	N	H	U	O		M	O	E	E
S	L		B	R	A	I	S	I	N	G	A	R	R
U	E	A		I	U	T	W	A	L			L	E
N		H	B		R	T	N		C	S		G	D
B			C	E	S	T	P	E	C	N	O	C	
U			I	L		H	I	M	U	S	S	E	S
R				R	L		D	R	M				
N				N	E		A	C	O				
C	O	D	T	S	O	P	E	D		Y	S	C	

Puzzle # 134
ASSORTED WORDS 134

P	N	G		D	I	S	T	O	R	T			
O	A	R		L	E	A	G	U	E	S			
I	M	E		B	N	S	T	S	E	P	M	E	T
S	E	A		A	R	E	G	I	O	N	A	L	L	Y
O	S	T		L	J	U	D	I	C	I	A	R	Y
N	A	L		L		R	A	S	C	A	L	L	Y
E	K	Y	I	O		L	I	M	N	I	N	G	J
D	E	S	R	O	T	I	S	O	P	M	O	C	A
	S		N	R	E	P	S	E	V		C		U
			I		B								N
	C	O	N	S	I	S	T	I	N	G			D
			T	S	A	M	N	I	A	M			I
	A	R	S	E	N	A	L	S					C
	L	E	T	H	A	R	G	I	C	A	L	L	Y	E
E	N	L	I	G	H	T	E	N	M	E	N	T	D

Puzzle # 135
ASSORTED WORDS 135

		M	I	L	Q	U	E	T	O	A	S	T	
		P	E	U	Q	S	E	R	U	T	C	I	P
		C	A	R		R	E	U	L	U	L	A	T	E
S	R	H	A	L	E		E	T		S			
	E	E	V		O	I		D	N		T		
C	V	V	O		M	D		L	A		E		
O	A	R	I			I	L		O	M		E	
R	L	O	D	R	U	O	T	N	O	C	M		S	M
R	U	N	A		R		D		O	M		S	O
A	E		N	C	R	A	Z	E	D	E	P	L	U	G
L			C				M					P	
L	S	R	E	S	A	E	T	N	I	A	R	B	Y
E				F	O	L	L	Y		R			
D	E	I	C	I	N	G					F		
				Q	U	A	I	N	T	N	E	S	S

Puzzle # 136
ASSORTED WORDS 136

S				G		T	R	E	L	A	P	S	E	D
D	E			N		S	C							
	R	C	C		S	I	S	E	O					D
	E	O	A	I		T	T	N	T	N				I
		T	P	L	T		E	T	I	N	D			S
			A	P	P	E	L	L	A	T	I	O	N	M
				N	E	S	C	T	L	B	A	A	E	I
E					I	R	I	S	E	I	M	M	F	S
X	T	I	M	B	U	S	S	M	A	S	B	O		S
H		D	E	T	E	S	R	O	C	D		C	I	
A	T	S	E	I	T	N	I	A	D			N		N
L	M	E	D	D	L	E	R		S				A	G
I					H	A	W	S	E	R	S	H		
N	F	L	A	U	N	T	E	D	E	T	A	B	E	D
G		I	N	A	D	V	I	S	A	B	L	E		

Puzzle # 137
ASSORTED WORDS 137

		S	R	E	T	E	M	A	T	N	E	P		S
S	M	U	I	N	I	H	P	L	E	D				E
I	G	E				M	S	U	B	P	L	O	T	L
N	R	N	Z		P	B	A	S	E	N	E	S	S	F
V	A	L	I	I	S	H	H	L	A					S
E	S		I	K	L	M	A	C	F	V			C	A
S	P			S	C	A	U	R	T	O	N		H	M
T	E			T	A	I	E	A	O	R	A	I	E	
I	D				E	N	C	S	O	L	M	C		
G		N				N	K	R	I	H	P	E		
A			E	R	O	S	E	Y	E	L	S	S	D	
T		S	C	I	G	A	R	T	R		M	O	T	
E		N	O	T	A	T	I	O	N	S		M	C	
D		S	A	T	I	R	I	Z	I	N	G		O	
		Y	L	E	V	I	T	A	R	A	P	M	O	C

Puzzle # 138
ASSORTED WORDS 138

S	I	M	P	L	E	T	O	N						
W	I			E	A				D	E	D	I	R	P
R	N	O	U	T	C	R	O	P	P	I	N	G		
E	T			T		N	E	C	U	D	O	R	P	
C	R				R		A	T					T	R
K		O				O		T	A				E	E
S	G		P	B	N		H		S	L			M	P
T	U		S	S	S	O		X	K	I	I		P	L
U	I	O	Y	E	A	E	I		E	C	S	B	L	E
T	N		V	A	V	R	S	L	D		E	S	E	N
T	G		R	R	E	G	S	L	S		P	A	I	
E	L			E	T	E		I	E	M		S	S	
R	Y			N	S	R			O	H	I		H	
	S	G	N	I	W	O	L	L	O	F	N		K	E
	S	E	I	F	I	M	A	R				S		S

Puzzle # 139
ASSORTED WORDS 139

R	T				P	E	T	T	I	N	E	S	S	R
P	E	E	S	R	E	T	T	I	S	Y	B	A	B	E
R	P	R	T		D	L	R	E	T	T	A	T		C
E	I		E	A	D	E	T				T		O	
P	D			D	G	E	P	I	S			I		V
O	F	H		F	N	D	Y	P	T	L		T		E
N	O		O		U	O	E	O	N	A	U		R	
D		R	R	R		S	A	O	B	R	E	D		S
E		S	E	E			G	L	L	O	P	I	E	
R		E	A	T	H			N		F	S	N		M
A		W	C	A		E	Q	U	I	P	P	I	N	G
N		H	T	S			A		D		Z	D		
C		I	O	T			D			L	E			
E		P	R	E			H	O	I	S	T	E	D	
M	A	S	S	E	U	S	E						G	

Puzzle # 140
ASSORTED WORDS 140

	B		C	O	O	R	D	I	N	A	T	I	O	N
M	L	A	R	E	T	A	L	S	L	L	O	R	N	U
O		E	T	Y	L	L	A	C	I	T	N	E	D	I
T		S	X	H	T		R	O	U	G	H	I	N	G
H		T	C	R	N		R	O	S	I	V			
B	E		G	N	H	O	A	S	M	Y	R	R	H	P
A	W	R	C	U	E	A	O	S	L	E				U
L	A		O		B	M	N	M	A	E	R			R
L	T		F	I		D	N	G		E	B	G		P
S	C		F		C	S	E	G	E	L	L	A	E	O
	H		E			S		B	I	A		P	L	S
		D	E	K	N	O	C			S	B			E
		S	Y	C	A	M	I	R	P	S	L			D
P	A	T	H	O	L	O	G	I	S	T	S	A	E	
	Y	L	S	U	O	I	T	N	E	T	E	R	P	

Puzzle # 141
ASSORTED WORDS 141

Puzzle # 142
ASSORTED WORDS 142

Puzzle # 143
ASSORTED WORDS 143

Puzzle # 144
ASSORTED WORDS 144

Puzzle # 145
ASSORTED WORDS 145

T	A	P	E	W	O	R	M	S	L	U	G	G	E	R
B		D	I	C	T	A	T	O	R	I	A	L		
	A	N			P	R	E	S	E	N	T	E	R	
N		S	A	S			S	Y	R	O	T	C	E	R
L	E		K	R	L		H			E				
S	A	I	D	E	C	E	I	V	E	S	R			
T	S	N	G	I	T	O	V			L	A	D	E	S
O	S	Y	O	H	N	B	S	A		C	T			H
P		N	T	B	F	A	I	N		T	O			I
P	G		O	A	O	L	L	S		I	O			N
A	N		T		R	A	L		N	T				G
G	E		H	O		L	T		G	I				L
E	D		E	N		Y	I		N	E				E
S	M	U	N	R	E	T	S	O		O	G			
		C	I	T	N	A	M	E	S	N				

Puzzle # 146
ASSORTED WORDS 146

					G	N	I	Z	I	L	A	N	E	P
		L	L	A	U	Q	S	J				S	R	
		Y	L	S	U	O	I	R	A	F	E	N		T	O
G	S	C	S	U	L	L	O	M				E	C	
I	N	D	I	V	I	S	I	B	L	Y			P	L
C	I		M	A	E	L	S	T	R	O	M	S	A	
	H	S		E	P	I	R	R	E	V	O		I	
C	H	A	R	I	T	Y	S			O			N	M
		I		C		E			G			S	
Y		E	R	X			C			E				
R		C	W	E		N				R				
	O		N	H	O	W	I	T	Z	E	R	S		
		V	D	E	M	M	A	R	C		C			
			A		F		E					I		
		S	T	S	E	F	I	N	A	M				L

Puzzle # 147
ASSORTED WORDS 147

S	N	E	G	O	H	T	A	P	E	L	F	F	A	W
	O				S	E	I	K	N	A	W	S		
S	N	E	D	R	A	H		F						
Y	A		E	S	Y	S	L	L	A	W	E	R	I	F
N	L		D	E	K		S	V	W					
O	C	R		I	T	E		E		N				
P	O	R	E	Y	S	C	A	E	N	K		E		
S	H	U	I	L	T	P	I	C	G		A		D	
I	O	N		F	D	I	E	B	E			L		T
Z	L	N			F	N	N	T	R	F			S	A
I	I	E				L	A	M	S	E	E			T
N	C	L				I	H	E	R	H	D			T
G	T	A	R	O	T	S		N	N	D	O			L
		S	L	A	V	I	N	G	A	N	O			E
Y	L	E	V	I	S	S	I	M	R	E	P	I	D	D

Puzzle # 148
ASSORTED WORDS 148

				R	A	L	U	N	A	R	G			
		L	A			N	E	C	E	S	S	A	R	Y
		A	T	N	A	H	C	S	N	A	G	A	P	
H		E	C	R	E	D	I	P	L	O	M	A	T	S
A			H	I	O	X	L	I	A	T	Y	N	O	P
N		P	A	C	T	C	P	R						
D	S	A	N	G	Y	U	I	E	E					
P		R	C		I	S	A	O	C	V				
I		F	E		M	P	N	U	T	I	P	I	P	
C		A	L	D		L		O	S	A	S			
K		I		I			E		R	N	N	E		
I		T			S			T		E	E	C	S	
N		S			U	N	T	I	E	S	A	S	Y	
G	S	W	I	P	E	D	B	O	U	L	D	E	R	S
	D	E	G	G	U	L	P	T	C	A	T	N	I	

Puzzle # 149
ASSORTED WORDS 149

			N	O	I	T	A	T	N	E	M	O	F	
	Y	S	R	E	V	O	R	T	N	O	C			
		G	N	I	K	A	E	R	B	T	R	A	E	H
		P	A	N	C	R	E	A	S	E	S			
			C		K	I	P	E	N	T	A	G	O	N
D	E	T	T	O	J	L	V							O
L	T		D	S	L	C	A	I	N	O	M	E	D	U
O	O	S	T	E	R	L		W	L					T
	B	N	E	I	O	E	U	Y	T	I				G
		D	E	I	U	N	G	D	K	A	Z			R
			U	S	Z	C	A	D	E	N	C	E	S	O
				R	O	T	R	C	A	D	U			W
D	I	V	V	Y	A	M	U	I		B		H		I
						T	E	L	C				C	N
R	O	Y	A	L	L	Y	E	S	K					G

Puzzle # 150
ASSORTED WORDS 150

S		S		N	S		S	U	Y					O
K			R		E	R		F	L	L				F
Y				E		M	E	E	E	C	G			F
D	T	E	K	C	I	P	S	T	D	I	E	U		E
I	E			Y		T	D	E	L	U	H	R	M	N
V		L		Y	L		N	E	T	E	R	C	S	S
E		H	B		T	T	M	O	H	A	W	T		I
R	G	O		A	Y	I	N	U	R	S	T	S	X	V
S	S	N	S		T	N	L	A	E	F	A	S		E
D		E	I	E		S	E	A	N	Z		U		N
	E	S	V	L	E	R		G	U	O	Z		Q	E
		T		O	B	P	A		O	D	S	I		S
		Y	T		O	M	E	E		R		E	N	S
S	H	T	R	E	B	H	U	E	W		P		R	S
					B			M	T	S				

Puzzle # 151
ASSORTED WORDS 151

N	E	O	C	L	A	S	S	I	C	A	L			
R		S		L	B							R		P
U	R	D	E	P	A	R	L	E	Y	E	D	E		R
C	O		W	R	R	C						G		O
K	L			I	O		I					U		H
S	L				N	H		T				R	L	I
A	B				E	D	P		A			G	A	B
C	A				T	E	L	A		M		I	M	I
K	C	R	E	V	I	R	D	E	M		M	T	E	T
M	K			M	O	N	T	A	G	E		A	B	E
J	O	K	I	N	G	L	Y		K		S	T	R	D
	S	U	O	U	T	R	O	T		C		E	A	G
			S	U	L	F	A	T	E	S	I	D	I	
N	O	N	S	E	N	S	E					H	N	
					D	E	I	N	A	Z			C	

Puzzle # 152
ASSORTED WORDS 152

			D	G		S	E	R	I	P	S	E	R	F
			E		N	G	E	L	F	F	I	N	S	E
C	O	N	F	I	N	I	N	G	S	L	I	O	P	S
		I	E	S	Y		R	I					G	T
			N	S	S	L		A	R				E	I
Y	I		D	D	E	E	G	C	E	O			N	V
	T	L	S		E	I	N	N	H	P	L		U	I
S		I	O	H		F	T	D	I	A	P	P	S	T
	M		N	C	C		I	I	R	S	I	A	E	Y
		L		I	C	R		N	T	A	U	R	S	D
			A	B	L	O	O	D	I	N	W	C		
T	N	E	C	S		A	R	P		T	E	R	C	
					P		K	B			E	N	O	A
	Q	U	A	D	R	I	L	L	E	D		L	O	F
E	C	C	E	N	T	R	I	C	A	L	L	Y	Y	N

Puzzle # 153
ASSORTED WORDS 153

```
      D N A L N I A M
    D E R E T T I L T   U
H E L I C O P T E R T   R
G N I R E L L O H   R   G M
      D E V A L S   A   E E
        B   C   I C   N R G
D       E T L U P A T A C C U
  N H C R A L R     I I Y H A
    I   I     R     V   O A V
      B B     I     E     N A
E H T A E R W C     L       T S
    R R     U       Y       I
      I S O L A C I N G N
S E L B A N R U T E R   G
  S Q U A D S M I S N O M E R
```

Puzzle # 154
ASSORTED WORDS 154

```
E N C A P S U L A T E D   Y S
E   H E A R I N G S       A A
S V     I N F E S T E D   M D
T   I   C O N T O U R E D M D
A S   T O T P   D     E E L
R   I   A C I O   R     R E
C     U D T S L A W O T S E B
H     G E I E L C   W   D A
I       N T R R A H   S   G
N O O G A L I A O F G I   E S
G V U L V A S L V H L E N   S
R E S T O C K S   I T A   G
  R E S C U I N G   T U
  B U R G E O N I N G O A
  N O I T I S O P O R P M
```

Puzzle # 155
ASSORTED WORDS 155

```
  S Y T R G N I D R O C E R
L E R S E T A R G N I   K S P
  A T T E I S K C U Y D E C A
  T I A I I R       E N R R
S E A R N U T O       T N E T
E M N R O I C F G     E E W I
C P A W G T S R O   C C L I S
U T R   I U A S I L L T L E A
R A C E   T E T A C I I E S N
I T H   L   T D C S P N D T S
T I Y     P   Y   I S G     H
I O     D E M O S   D A     I
E N S T S I L A I N O L O C P
S S     O P T I M I Z E R
    Y L L U F H T R I M
```

Puzzle # 156
ASSORTED WORDS 156

```
G   D E S U B A S I D
  R     S G N O L E B
      A   G N O L O R P
    L   N   O   G N I S W O D
    I     A   I       G
  G T E X T R A C T I N G H
    E   P   I Y   P       T
    R N R H   G     S U L Y T S
M A L E S S E N T P U R R O C
    R   C R   I N U E     R
    Y   I   A   L I F H     O
          S   T   P P   T   C
        D E L B B E P R U   E
E C N A S I U N S     U L   E
M A L E D I C T I O N P     T
```

Puzzle # 157
ASSORTED WORDS 157

```
      R I C H L Y F I S R E V
    S   W H O S O E V E R
C L E A N E R S E O L A
    T M T E P E R M E A T I N G
M   R O A N B A N A L E R   V
U   I I T T I S Y B A B     I
M     N E O I M S K I M P   O
B       T S R L A G C       L
L M O P P E T C I T N I     E
E L E T T E R S A B S I L   T
S R E B M I T P   R E I E O S
I N J U D I C I O U S D H E C
R E C O I L I N G S       W
P R E C O N C E I V E S
W I G G I N G N I H T U O M
```

Puzzle # 158
ASSORTED WORDS 158

```
      B D     D           P
F   S R E L A E D         A
  O D   I U N P   R       R
  O I   G N D O   E       R
  C T S   N C R T   P     I
  I   P A   A H I T   M   E
  L     A G   T E T Y   A S
G N I M U F T R   U S E   H
  T     B   H E F R E S H L
F O Y E R S R M   E   E   E
        A U   A   S       E
S N I A R G N I G I   B   W
G N I T E L L E P G R   L A
R E S T O R E R S   E T   E R
      E L B A R I M D A   D
```

Puzzle # 159
ASSORTED WORDS 159

```
      C S L A I R O T C I P
    E A Y H A R E F I N E R Y O
S R G F T E S R E T C E P S S
    E   A I T R E L B B I R D I
    C K G N C A E W     R M T
    T   O O G I C A O   O A I
I P D D V S L O   F R   U T N
N R   E E N S I N   T K T T G
C A E L R M O I O A   E E E
U N   I   E A C P N D   R R
B K   G M   B N   P S O   I S
A S   H   Y   M K   I P S N
T T   T       T   U C   N M G
E E   L       S   L I   G U
D R   Y G N I N O I T N E M P
```

Puzzle # 160
ASSORTED WORDS 160

```
          H I B E R N A T E D
        C O O L E S T
      S H T A B D O O L B
    S E T A N E H P Y H
D   I N S T I L L S
S N G N E G O N I C U L L A H
  E U N D F   G N I L O A G
P   R O I R O N I M     S
R   G U R K F R L       H
I     N T G A R K A V O I D S
V       I A R E E L N   N
A       E M E I L T I D G
T       R   A F A   F F I
E T A R E V O L   F   U T N
E N I H C A M   F       L S G
```

Puzzle # 161
ASSORTED WORDS 161

	S	C	R	A	T	C	H	I	E	R		
	C	D	S	U	O	I	T	N	E	T	E	R	P
	A	D	E	N	I	T	E	L	L	U	B		
	R		N			M	I				T	
G	B		L		O	I	T	I	P	A	W		H
T	E	O			I		I	E	N		R		R
	R	N	P		R		X	T			G	A	
C	H	A	R	A	C	T	E	R	E	I		L	
R		T	W	E	Q		G	P	D	L	R		L
	E	E		L		U		N	M		P	P		D
		F			S	E		I	I		M	S	O
			L	I	N	U	N	D	A	T	E	S	O	M
			E		H	C	T	O	L	P	S	C
			X		O	V	E	R	L	O	O	K
P	A	W	N	I	N	G					M	

Puzzle # 162
ASSORTED WORDS 162

S	R	E	T	A	W	D	A	E	H			I
I		D	A	Y	D	R	E	A	M	I	N	G	N
N			E	S	I	C	R	O	X	E			S
E	D	D		Y	R							E
Q	G	N	I	T	C	A	R	E	T	N	U	O	C	M
U	W		A	R		O		E	Y			I
I	I	M	P		T		N		N	O		N
T	D	E	H		I	Y	V		E	F		A
A	O	A	R		E	D	E	B	E		T
B	W	T	A		S	N	R		R		I
L	E	I	G	P	L	A	N	K	T	A	S		G	O
E	R	E	M	S	E	I	D	D	A	C	H	E		N
	T	S	E	I	R	G	N	U	H	T
I	N	T	E	N	S	E	R	G	N	I	K	C	O	H
L	U	F	I	C	N	A	F	E	L	P	O	E	P

Puzzle # 163
ASSORTED WORDS 163

		R	E	D	I	D	N	E	L	P	S		
	G	Y	N	E	C	O	L	O	G	I	S	T	S
C	R	E	A	R	R	A	N	G	E	D		H
R			F	S	E	W		S	C	O	P	E	H
E		A		P	L	N	K	A				R	A
M	G	F	P	S	R	O	E	A	I		D	R	I
A	R	F	U		W	I	U	T	M	L		O	I	R
T	I	R	N		A	N	N	T	M	E	W	N	B
E	N	A	G		L	C	D	A	L	D	G	R
	G	Y	E			F	E	E	F	I	S	U
	O	S	N	O	C	A	E	D		S	R	N	F	S
	S	S	T	N	E	M	E	R	U	S	A	E	M	H
	C	O	N	S	T	R	I	C	T	O	R	S	D	E
	C	O	N	S	I	D	E	R	A	B	L	E	S		S
			S	E	I	T	I	N	A	M	U	H	N	I

Puzzle # 164
ASSORTED WORDS 164

	F	O	P	O	P	U	L	A	T	I	N	G	
I	M	A	N	I	A	R	E	D	R	A	W	I	N	G
	N	R	S	R	R	E	S	E	M	B	L	E	S
P	S	G	A	T	O					E	S	P
R	E	C	R	D	I	P				V	E	U
O	R	Y		A	I	D				I	R	D
B	I	C			I	O	I			B	A	P	D
L	A	L			N	I	O			L	T	E	I
E	L	A				E	N	U	A	H	N	N	P
M	M					D	G	S	A	T	G	E
A	D	E	D	N	U	O	T	S	A	T	N	S		A
T	N			S	S	E	N	E	S	O	L	C
I	G	N	I	T	S	I	X	E	E	R	P		H
C	S	N	O	T	S	E	C	N	E	S	B	A
B	I	N	O	M	I	A	L	T	E	A	S	E	R	S

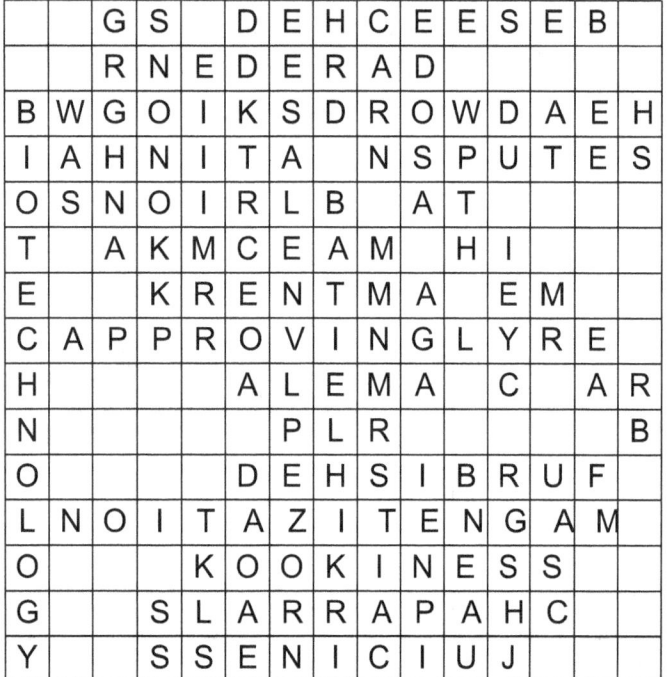

Puzzle # 169
ASSORTED WORDS 169

	D	E	T	A	R	U	G	U	A	N	I			R
	S	E	I	T	S	G	I	P	B					A
A	S	N	T		M	G	N	I	L	D	D	I	W	T
	M	T	O	A		A	W	O	O	D	M	A	N	I
F		U	N	I	C		L	S	O	R	A	T		F
	A		S	E	T	I		T	D	Y				Y
L	D		U		I	D	A	D		S	P	L	U	G	I
	A	A	L		N	I	S	A	T	T		L		N
D	M	N	E	T	D	G	C	R	R	P	N		E	G
	E	I	R	H	I	E	L	C	E	E	E	I		J
		T	N	E	R	E	G	Y	A	V		C	O	
			F	D	T	I		R	G	M		N		X	P
				A	F	A	A		A			O		E
					H	U	R			J			C	
						S	L	F						

Puzzle # 170
ASSORTED WORDS 170

C	Y	L	S	U	O	I	R	B	U	G	U	L		
L	O		Y	T	I	L	I	B	A					
I		L	R	B	R	O	A	D	S	W	O	R	D	S
N		L	E	E	C	O	S	Y	S	T	E	M	S	
E	B	A	R	E	H	A	N	D	E	D				P
A	C	S			C	C	R	S				M		O
L		N	I	J		T	E	O	P				A	O
L		E	S	U	S	O	L	R	I				N	L
Y			N	R	A	N	E	R		U	G		T	E
			S		E	I	K	E			J	O	I	D
		S	T	N	O	R	F	R	E	T	A	W	N	T
			A				F	O	T	H			O	S
			R					I	S	I	E		X	C
F	O	R	E	S	T	E	R	S	D	P	N			I
			D	P	E	R	F	E	C	T	S	G	N	

Puzzle # 171
ASSORTED WORDS 171

A	S		S	E	H	C	U	M	R	E	V	O	E
N	S	P	D	S	H	O	W	I	N	E	S	S	N
G		C	E	E			N					Q	
I	E	A	E	L	P		S					U	
O	V	B		T	H	P		E	C			I	M
P	E	A	D		I	C	E	C	O			R	O
L	R	R	I		S	C	S	T	N	A	C	S	E	D
A	Y	E	G			T	I	S	S			D	I
S	S	T	I			N	S	U	R				F
T	M	E	T			A	M		O				I
I	A		I	A			I	A		O			E
E	R	Z	D	H			N	V	R		D	R	
S	T		I		D	C		G		E	R		
	E		N	I	P	A	R	R	E	T		D	Y
	D	G			L	T	I	P	P	I	N	G	

Puzzle # 172
ASSORTED WORDS 172

S	E		S	L	O	G	A	N					
	E	L	S	I	D	S	E	L	F	F	U	C	S
		I	B	T	N	N		L				R	
		T	F	I	Y	C	O	V	U	L	A	T	E	S
			R	I	S	L	I	P	S			B	
D			E	R	S	U	T	T			U		
S	E			V	U	O	S	E			K		
	E	M	S	S	R	L	P	P	R	M		E	O
O	C	A	S	H	E	U	G	I		E			B
D	E	T	A	N	E	T	A	C	N	O	C	N		T
		N	F	K	N	O	L	G	I			T	U
S	E	L	V	E	S	C	R	L	T		S		S
			M		I	U	S	O		W		E	
		I		N	O		R			O	R		
E	R	A	T	S		P			S				D

Puzzle # 173
ASSORTED WORDS 173

D			F	P	I	C	K	E	R	S
A	E			L	U	E					
	P	T		S	S	U	N	L			K
	R	P	A		T	R	O	I	T		I
H	E	L	L		N	E	R	S	S		C
O	X	I	I	P		A	M	E	H	I		K
U	L	H		S	C	O	B	L	U	S	E	H	I
S		A			S	A	R	A	A	S	C	S	T	E
E	R	L	C		O	B	T	R	H	N	E		S
B	E	E	U			L	I	C	E	N	O	D	T
R		D	T	M	N			G	L	E	L	I	C
E			L	M	A				I	L	Y	
A	E	L	D	D	A	U	S				T	E
K						P	F	I	F	T	Y
		R	E	T	T	O	R	T	E	B	O	L	G

Puzzle # 174
ASSORTED WORDS 174

W	E	N	E	R	E	N	I	B	M	U	L	O	C
E	M	M		T	A	F	F	I	E	S		D	
	C	I	O			L					U	
	N	N	S	U	O	I	T	P	A	C		M	
	E	A			O						M	
P	N	U	T		F	S	R	R	I	H	S	I	
P	U	T	R		P	N		N	O	R	T	U	E	N
A		L	A	B	R	E	A	K	F	A	S	T	S	
N		L			S	C	P	E	P	P	E	R	Y
I			E		S	C		T					
C	G	N	I	N	R	E	T	T	A	P	A		
S	E	H	S	I	F	E	L	T	T	U	C	R	
E	X	P	R	E	S	S	I	N	G			P	
	S	T	N	E	V	E	N	O	N				S
C	O	O	P	E	R	A	T	I	V	E	L	Y	

Puzzle # 175
ASSORTED WORDS 175

	D	S			S	R	E	P	A	P	Y	L	F
	A	M	S	S	G		T	C	N	I	C	E	R	P
S	W	A		K	E	N	G	R	A	V	E	D	M
C	D	L	E	D	R	L	I		S	R	U	C	E	R
U	L	L		P	E	A	D	K		N		L	
F	I	P		I	I	B	D	N		O		O	
F	N	O	D	B		R	F	M	O	U		T	D
L	G	X	G	E	G	C	T	I	E	C	D		I
I			N	T	N	O	S	D			O	P
N	A	C	Q	U	I	T	I	N	G	O		U	W
G			M		D	O	L	D		C		S	A
			B		A	L	L	O			L	V
L	E	N	P	A	R	H	S	L	L	A	R		Y	I
R	I	G	H	T	M	O	S	T	B	A	C	S		E
	G	N	I	Z	I	D	R	A	P	O	E	J	R

Puzzle # 176
ASSORTED WORDS 176

					G	A	B	Y	E	N	O	M	
	C	G				S	O	M	E	O	N	E	S
E	O		N				W						N
Y	N	G	S	I	T	I	C	I	D	N	E	P	P	A
	G	A	L	E	T	O	K	N	U	L	C			V
R	R	O	C	A	X	U	O	G					I
E	E	A	L	I	D	P	B	H				W	G
A	S		B	O	R	I	U	I	S			H	A
P	S		E	I	R	O	R	R	R			O	B
E	W			D	M	U	L	G	T	E		O	I
R	O			I	E	H	U	A	S	V	P	L
S	M	S	P	O	R	T	S	D		S	T	I	O	I
	E		R	E	O	D	L	I	V	E	I	D	T
	N		D	E	S	S	U	L	P		S	N	Y
			G	I	G	G	L	E	S			G

Puzzle # 177
ASSORTED WORDS 177

E	V	I	T	E	R	P	R	E	T	N	I		
	F				D	I	Z	Z	I	E	S	T	
	H	E	L	L	O	S	I	H				P	
E	S		A		I		S	S				I	
	T	E		P	M			A	R			L	R
	A	P		P		C	B	V	I			F	E
S		D	T		A	E	A	O		O	A	E	F
L	N		T	E	R		R	T		W	R		U
T	I	O	S	S	T		N	U	T			E	N
N	N	I	E	E	O		A	L	Y	E		R	D
	A	E	T	M	G	P	T	I		S	S	S	I
		R	F	P	Y	U	I	S			E	T	N
			Y	E	U	Z	O	M				O	G
				T	E	R	N	G					P
L	I	S	N	E	T	U	D	E	E				

Puzzle # 178
ASSORTED WORDS 178

		L	A	C	I	D	E	M	A	R	A	P	F
			O	O	Y	L	D	I	M	I	T	U	
		D		A	G	N	I	L	G	G	O	T	R
S	S		E	U		V	R	E	S	P	I	T	E
P	E	T	S	T	W	H	E	E	Z	I	E	R	I
R		I	R	H	R		S	R				V	
O		R	O	E	E	F	U	N	G	U	S	E	S
P			R	F	I	V	D	D	O	E		L	
H			I	E	F	K	O	E	I	O	N	Y	
E			N		B	E	H	R	M	R	G	C	
T			G		K		S	T	M	R	A	E	
D	E	T	A	T	I	P	A	C	E	D	N	E	O	L
	S	E	I	M	E	H	P	S	A	L	B	O	T	T
S	E	T	A	I	T	I	V	O	N	L		C	S
M	O	L	L	I	F	I	E	D			B		

Puzzle # 179
ASSORTED WORDS 179

O			R	E	K	C	O	M					
V				M	C	O	U	N	C	I	L	O	R
E	E		R	A		S	G	N	A	H	R	E	V	O
R	C	S	O	G				P					
H	U		U	I		A	C	O	P	I	N	G	S
A	S		N	C		L		U	H				
N	T		D	A	X	L			C		T		
D	O		E	L		E			C		O		
S	M		D		R				I			R	
B	I	N	D	I	N	G	S	G	N	I	M	A	L	F
D	Z			R	E	I	D	O	O	L	B		
	I				S			S					
	N	C		S	E	T	A	N	I	M	R	E	G
	G		E			F	L	A	G	S	T	O	N	E
				Y		O	V	E	R	H	A	U	L

Puzzle # 180
ASSORTED WORDS 180

G	N	I	P	P	A	N	D	I	K				
N			P	A	T	R	O	N	Y	M	I	C	M
S	O		S	S	E	L	E	R	U	S	A	E	M	E
S	U	I			D	E	R	O	B	A	L	I	S
D	E	O	S	N	B	U	R	L	I	N	E	S	S	S
I	G	T	T	S	O			A				S	E
S	A	A	A	I	E	I		S	Y			P	N
C	N	X	V	C	U	R	T		E	K		E	G
I	G	O		I	I	Q	P	A		L	C		N	E
P	L	N	R		T	L	I	X	R		F	A	D	R
L	I	O		O		A	P	N	E	B		I	B	S
E	O	M			U		M	M	I	N	E	D	R
S	N	I				Q		I	I			L	
	S	C			N	O	I	S	N	E	L	C	E	D
		T	N	E	C	S	E	L	A	P	O			C

Puzzle # 181
ASSORTED WORDS 181

	S	S			G					
P	M	E	T		G	N				
L	E	X	E	N		G	N	I	S	S	U	F	F
A	L	P	G	L	A		N	I	E				L
G	T	O		N	O	D	T		O	V	E		A
U	I	R		I	R	R	N		L	A	C		T
E	N	T		L	A	O	A		R	E	M	T	
	G	I			E	P	M	L	H	U	H	E	
B	G	N	I	D	L	I	U	B	Y	D	O	B	F	R
L		G	T	S	E	I	M	L	A	P	O	O		I
E	T	A	R	B	I	L	A	C		L	D		C	N
A	R	I	S	E	N		A		O		S			G
C							T		R					L
H	N	A	R	C	O	T	I	C	E		M			Y
	I	N	N	O	C	E	N	T	E	S	T	S		

Puzzle # 182
ASSORTED WORDS 182

		H	U	D	D	L	I	N	G		H	P
L	O	Q	U	A	C	I	T	Y			O	O
	C	O	L	L	A	T	E	R	A	L		U	R
D	R		K			E	T	I	M	S	P	F
E	E		A	R	E	R	R	I	T	S	E	O	R
B	T	D	E	L	G	N	I	J			B	I	U
U	A		D	I			Y	G	N	A	R	S	S
N	I	C	R	E	A	T	I	V	E	L	Y	E	E	T
K	N		S	L						A	D	R
E	E		D		S	C	H	L	E	P	K		A
D	D		I	A	M	B	I	C			I		T
		C	O	N	F	O	R	M	A	N	C	E
Y	O	D	E	L			C		B			G	S
C	I	T	S	I	T	O	G	E					
	I	N	C	O	N	T	E	S	T	A	B	L	E

Puzzle # 183
ASSORTED WORDS 183

L		S	R	P	S			D	E	M	O	H
	A	G		K	O	R	T	S	E	H	S	A	R
	L	T	R		N	G	I	R		C	B		M
	O	D	I	A	R	A	E	V	E		Y	E	U
	X		I	P	M	E	Y	R	A	V	G	D	C
D	I	S	F	S	S	M	H			T	N	R	K
O	N		M	O	P	O	A	C	F		E	O	R
C	G	W		O	R	O	H	T	A		T	C	A
T	L		O		C	M	S		I	E	S	K	K
O		A		T		T	L	I	N	C	R		I
R			S		E		I	E	T	E	A	P	N
A				H		M		S	S	I	U	L	G
T		F	O	R	E	B	O	D	E	S	O	R	L
E			P	R	E	S	C	H	O	O	L	N	O	Y
			H	A	L	F	B	A	C	K	S	Y	S	N

Puzzle # 184
ASSORTED WORDS 184

	C	S	E	S	S	E	T	N	A	I	G	
	S	C	I	N	Y	C	R	R	T	I	P	P	E	D
P	S		P	K	A	Z	O	O	S				
O		S		H			H	B				
L		E		S	E	N		P	R			
L	C	A	N	T	E	R	I	N	G	S	O	
I	D			S	U	L	I	O		O	F	
W	E			S	U	O	B	N	L		H	
O		C	S		O	O	P	B	G	R		P
G		A	R		D	I	O	I		I	
S	S	E	Z	I	N	O	G	A	C	R	D		S
P	I	N	K	E	S	T	H		C	A	D	
S	E	C	I	M	U	P	E	B		O	D	
D	E	S	O	P	O	R	P	R	A		V	U	
	G	I	N	N	E	D					A	A	

Puzzle # 185
ASSORTED WORDS 185

		S	D	E	N	I	A	D	R	O		
E	C	S	E	Z	I	S	R	E	V	O	B	
	N	O	T	I		R	E	T	S	G	N	A	G
	S	I	M	P	S	E					C		
		E	H	M	M	T	P				K		
S			Z	W	O	E	O	A			U		
	G		G	I	E	D	T	O	R	E	L	P	M	A
	K	N	G	N	G	L	I	T	F	D		G	L
O	G	R	I	N	I	O	E	T	A	C	O	L	L	A
	V	N	O	L	I	L	L	C	Y			Y	R
		E	I	W	I	G	G	O	T			C	M
			R	N	E	A	G	N	H	I		E	I
				U	I	R	M	I	A	T	O		R	S
					S	E	I		D	M	N	N	I	T
						E	R	F			A	N	S

Puzzle # 186
ASSORTED WORDS 186

	B	A	N	N	E	D	E	L	B	M	U	T		I
		I			Y	L	E	T	A	N	R	O		N
			D				D	E	G	R	U	S	D
		H			E	G		M	I	R	T	H		R	E
C	O	C	C	I	T	N		C		A			E	L
P	R	S				S	I	O			U		N	I
E	I		S	G	N	I	Y	L	E	R		G	A	C
S	Z			E				A	P	O	O	L	S	A
S	O				N			N		M			C	T
I	N					E		D			U		E	E
M	T		G	N	I	K	C	E	D	E	B	R	N	L
I	A		S	K	N	U	P	R	E	B	Y	C	C	Y
S	L		S	K	Y	D	I	V	E	R			E	
T	L					E	K	I	L	D	O	G		
S	Y	G	N	I	S	A	B	E	E	R	F			

Puzzle # 187
ASSORTED WORDS 187

				B		Y	S	S	A	L	G	S
	S	Y	E	L	T	O	M	T	N	E	C	C	A	W
				B		R						A
C	G	N	I	L	D	W	A	D	T	E	X	T	S	N
O	S	D	R	O	W	H	C	T	A	C	Y			K
M			Y	T	I	L	A	N	A	B	E			E
E		C	L	A	P	T	R	A	P			R	D
D				D	E	R	I	S	I	O	N		P
I	C	H	O	C	K	S	F	I	E	L	D	E	R	S
E			D	O	O	H	I	L	E	V	I	L
N			R	E	N	I	A	G	R	A	B
N	S	N	O	I	T	A	N	R	A	C	N	I
E			Y	L	E	S	R	E	V	R	E	P
		L	U	X	U	R	I	A	T	E	D
	Y	H	P	A	R	G	O	E	R	O	H	C

Puzzle # 188
ASSORTED WORDS 188

G	N	I	R	E	V	A	L	A	P	B		S	I
	S		L	A	R	O	T	C	E	L	E	P	N
D	E	H	C	N	Y	L				U		R	T
			S		S				E		I	E
				U		N			G		T	R	R
T	T	S	C	I	T	P	O		R		Z	C	E
R	A	N	A	L	G	E	S	I	C	A		I	E	V
I		E				O	P	T	S		N	S	O
L			S		C		F	O	S		G	S	K
L				B	H			O	A		I	I
D	E	R	E	T	S	A	M			L	B	O	N
				I	N	D	I	C	A	T	I	N	G
	C	O	V	E	T	O	U	S	N	E	S	S
					Y	T	A	D	P	O	L	E
M	A	L	P	R	A	C	T	I	C	E	S

Puzzle # 189
ASSORTED WORDS 189

			D	H	R	S	S					
	A	G		O	E	E	G	D				
M		P	N	N		M	L	V	N	R		
I	U	H	A	T	I		I	M	I	I	A	
N	I		C	I	R	E	C	E	V	V	H	
C	L	S	H	C	B	E	C	I	T	I	A	S	L
L	O		A	O	U	O	D	N	L	E	N	R	A
U	F	L		N	S	M	D	N	A	E	D	G	V
D	I	O			M	P	U	I	U	G	S		I
I	N	G				Y	I	L	E	L	E		S
N	N	Y					G	C	A	S	B	L	H
G	Y		E	T	A	N	I	M	R	E	T	X	E	E
		B	I	L	L	I	O	N	A	I	R	E		R
		S	L	I	A	M	K	C	A	L	B			
E	H	T	A	W	S	T	N	A	N	G	I	L	A	M

Puzzle # 190
ASSORTED WORDS 190

		I	R	U	P	T	U	R	E	D			
P	L	A	N	T	I	N	G			F		D	
		E	D	V	M					F		E	
T		X	E	E	E				L		T	T	
W	A		H	M	S	D		S	U		A	O	
O	N	B		I	I	T	O		E		C	R	
F	U		S		L	J	O	M	N	T	H	N	P
D	E	M		C		A	O	R	T		A	A	E
E	R	I	I		I	A	R	H	S		B	D	R
B	U	S	H	I	N	G	S	G	A	N		L	O	S
U	R	M		C	E		S	E	T	S	E			O
N	I	A		A		R	A	D	E				N
K	V	T	I		N		T		S	O			A
S	E	I		N	D		T	R	A	P	S	B		G
	N	C		Y	E	A	D	N	U	S			E

Puzzle # 191
ASSORTED WORDS 191

E			R	S	S	L						
K	T			T	E	R	U	E				S
R	E	U			R	I	E	L	V			U
S	E	E	B	S	S		A	N	S	L	E		R
T		K	N	I	E	E		D	I	U	A	L		R
A		E	I	S	R	I	Z		U	A		H		E
N	A		N	B	E	T	R	I	H	C	R	O	P	A
D	S	U		I	G	R	S	A	R		E			L
O		L	G	D	T	N	U	I	D	O		S		I
U		E	E		N	I	L	D	I	H			S
T			S	R		E	I	I	E	P	T		T
S	P	O	O	N	E	D		D	X	A	R	A	U	S
M	I	S	G	I	V	I	N	G		A	F		L	A
	R	E	S	P	O	N	D	E	D		T			
			S	R	E	L	I	A	T	E	R			

Puzzle # 192
ASSORTED WORDS 192

B		S		N		K	A	E	U	Q	S	P	I	P
I	L		R	N	O	I	T	A	N	I	C	S	A	F
R		U	D	E	Z	I	N	O	L	O	C	E	D	
D	B		N		Z	Y	T		W					P
B	A		T	S	I	R	A		A					R
A	C	L	G		E	S	R	R	L	I	R			O
T	K	A	A	N		S	E	O	A	U	B	T		S
H	S	S	I	E	I	D	T	N	D	C	P	B	Y	P
I	E	P	R	S	E	E		H	O	S	O	A	E
D		S	U	B	N	E	S		S	E	I	C	R
E			R	H	R	U	S	W		I	D	M	I
S			E	S	U		R	O		P		N
			V	U	S	W	E	R	B	M	G
S	H	I	V	E	R	E	D	P	H		V	D		I
		A	B	Y	S	M	A	L				O		

256

Puzzle # 193
ASSORTED WORDS 193

```
            Y D E L L E P S S I M
              P L O D D E R S
C O P I N G S V R E N E W
  D E T I N U S I D L
      S   A S D E D   A
        N   I H E L E   C
E R I F S I M R T D E O   O
      P H O T O   E R U S E   L
    G N I S I H C E T A C A D
K N A S R E T N U O C E T E
          C A R D B O A R D C
      R O T A R G E T N I B
  I N S T I G A T E
    G N I N I A R T S N O C
        E F F U S I V E L Y
```

Puzzle # 194
ASSORTED WORDS 194

```
R   L I E U T E N A N C Y
R E K I N O M I S C R E A N T
    D       D E D E P M A T S
        N E V I S S E R P E D
      F   E         D
        E   M N O N V E R B A L
          S G N I T A O C E   S
    A I L A T I N E G   A   H C
D E T A U D A R G     H     O
      C     A L         O     O
      A         C       O     T
        P S T A R T E D T     E
        E     T H G U O S E B R
        S A N N A D N A B     S
S C H L E P P D A N K L Y
```

Puzzle # 195
ASSORTED WORDS 195

```
        C   Y
  B O B T A I L S N
T I C K E T E D E   O
  C       C     A   H
    O L A N R A C   N     P   S
      N S U R Y P A P L   U   M
G N I T C E J     M       I   E
      B O O T S       O   H E A
      D I S C I P L E C A Y R
S I S E M E N T       R E E
E Q U I N O X E S       V L D
I N T R O V E R S I O N E E
  I N C L I N A T I O N S T
    C E L L U L O S E   T S
      I N I Q U I T O U S
```

Puzzle # 196
ASSORTED WORDS 196

```
        D C H R O M I N G   F
    S   G S E Z I L A M R O F A
C E R   N   L Y D O S O R P L
  R L E S I C B           S
R L U B D U K O B     H   I
E I A M A L G A M A T I O N F
E N   F P C O A W F B B   O Y
N G D O R E S H R A O E   C I
T U   O C E T L E C   R   H N
R I   T W I E   A B O N T R G
I S   H   M T R   N   A   E
E T   O   E I A   D T T   R
S I   L     N L N   E S
  C   D       T O S D R
  S   S A L A M I S P   S
```

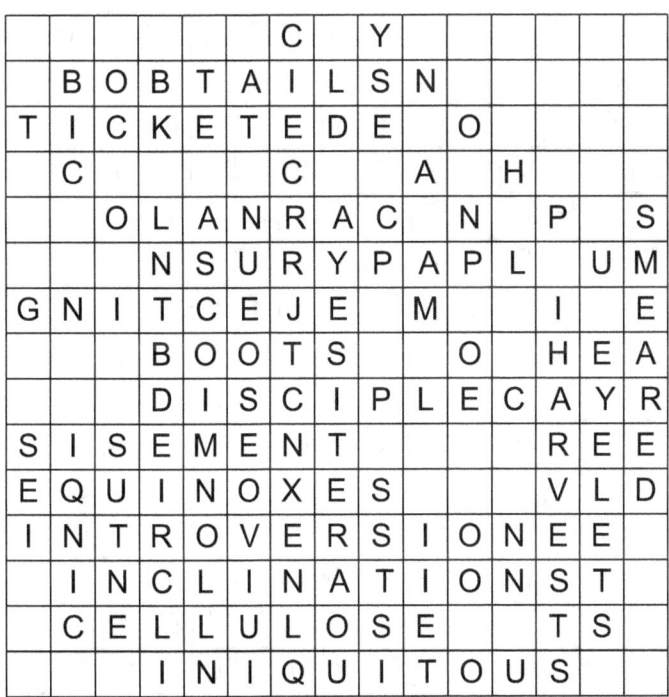

257

Puzzle # 197
ASSORTED WORDS 197

Puzzle # 198
ASSORTED WORDS 198

Puzzle # 199
ASSORTED WORDS 199

Puzzle # 200
ASSORTED WORDS 200

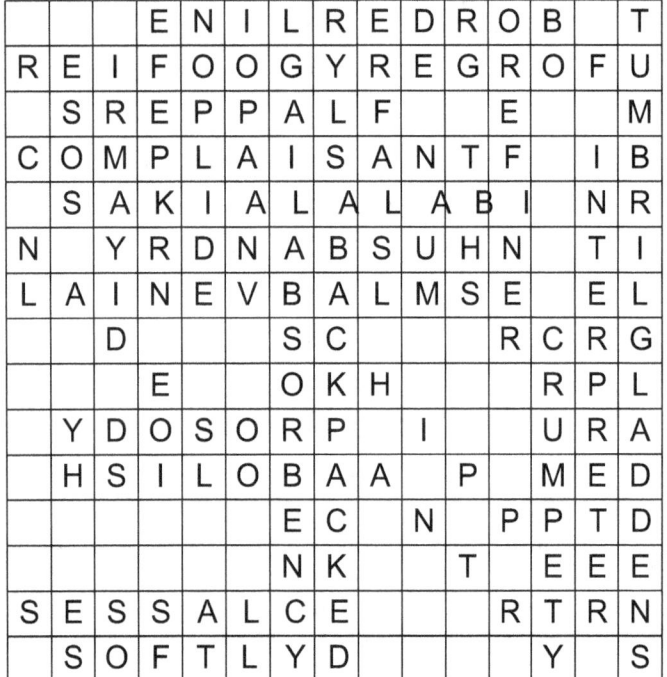

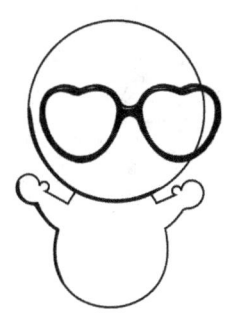 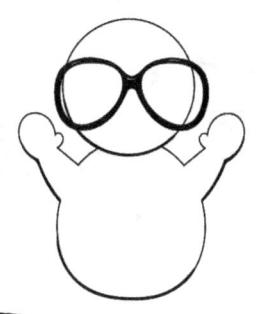

WE HOPE YOU ENJOYED THE WORD SEARCHES.

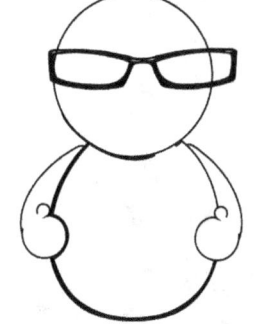 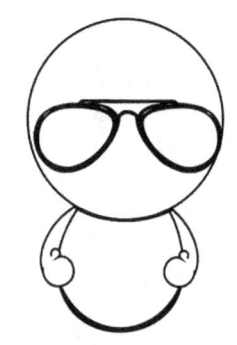

THIS IS ONE OF A SERIES OF BOOKS. HURRY GET YOUR NEXT VOLUME NOW

 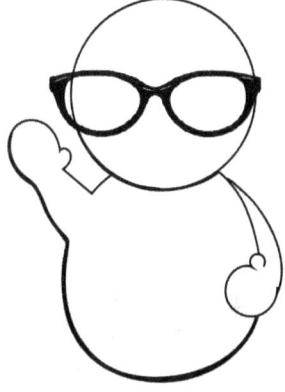

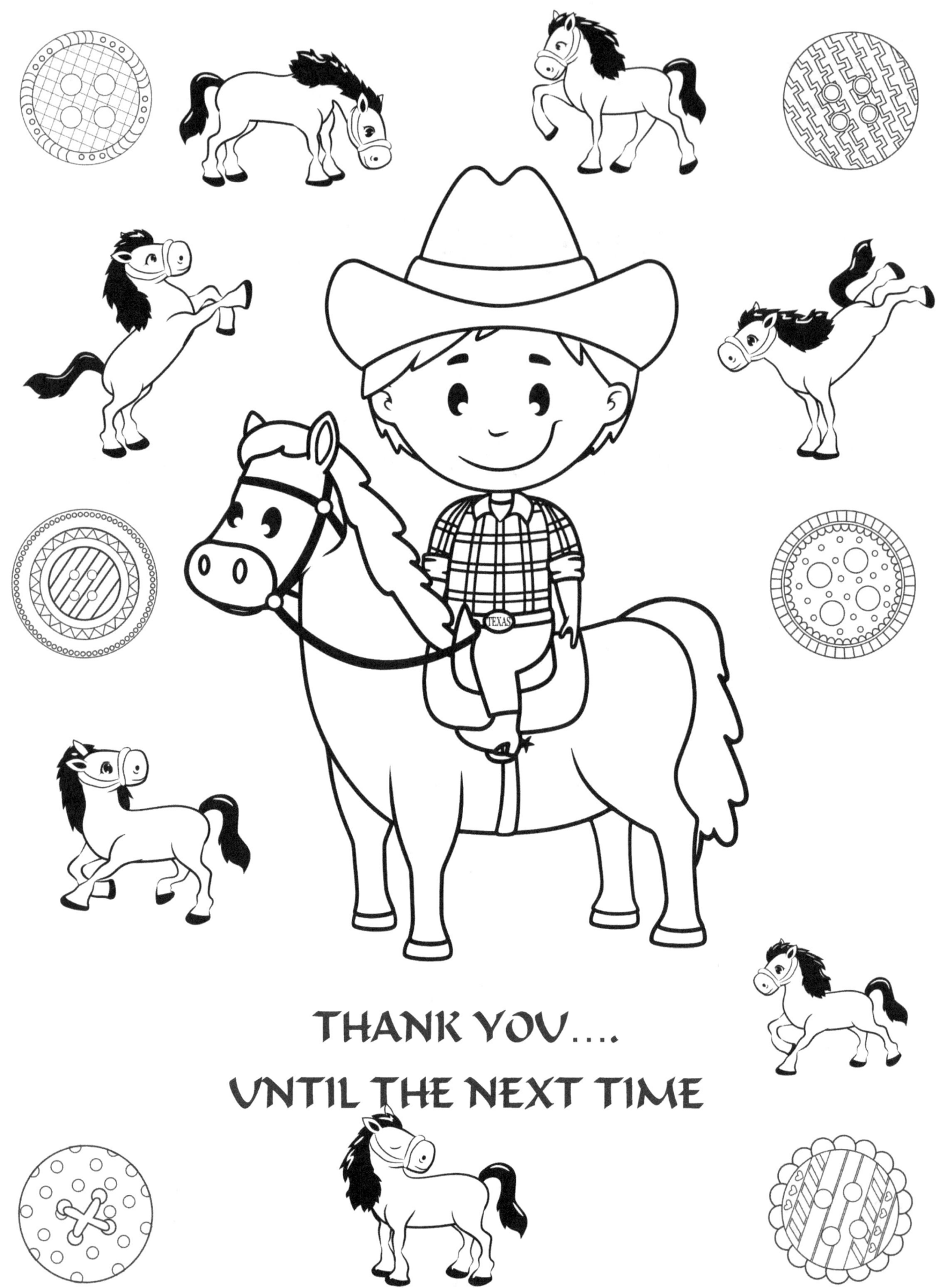

www.ingramcontent.com/pod-product-compliance
Lightning Source LLC
Chambersburg PA
CBHW060410220526
45465CB00008B/2833